100세 장수시대, 고령자와 그 가족들이
꼭 읽어 봐야 할 돌봄 지침서!!

인지증(치매)에 대한 이해와 환자 대처법

인지증(치매)에 대한
이해와 환자 대처법

펴낸날	초판 1쇄 2021년 5월 5일
	초판 3쇄 2022년 5월 15일

엮은이	배선표
펴낸이	서용순
펴낸곳	이지출판

출판등록	1997년 9월 10일 제300-2005-156호
주소	03131 서울시 종로구 율곡로6길 36 월드오피스텔 903호
대표전화	02-743-7661 팩스 02-743-7621
이메일	easy7661@naver.com
디자인	박성현
인쇄	지오피앤피

값 13,000원

ISBN 979-11-5555-155-4   03510
ISBN 979-11-5555-156-1   05510

인지증(치매)에 대한
이해와 환자 대처법

배선표 엮음

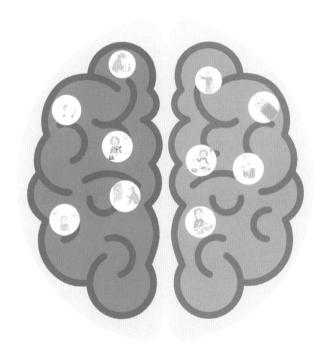

이지출판

이 책은 의학 서적이 아니다. 필자의 가족도 인지증(치매) 초기 환자로 서울 혜화동성당 데이케어센터의 도움을 받고 있기에, 일본에 있는 인지증 전문 의료기관과 의사, 학회 등 여러 기관에서 소개하고 있는 자료들을 모아 동병상련의 입장에서 엮어 낸 하나의 참고서라 할 수 있다.

'인지증'이란 용어는 2004년 12월 일본 후생노동성의 용어 검토회에서 종래 사용해 오던 '치매'라는 용어를 인지증으로 바꾸기로 결정하면서 정착되기 시작했다.

그 이전에는 우리나라와 마찬가지로 '치매'나 '노망'이라는 용어를 사용하다가 이 말이 천치, 바보, 멍청이라는 뜻과 아무것도 모르는 사람이라는 뉘앙스가 담겨 있어 개인의 인격을 비하하고 모욕하는 말이라 하여 용어 순화운동을 벌인 끝에 그렇게 부르기로 한 것이다. 우리나라에서는 아직 의료 현장이나 행정용어로 치매라는 말을 쓰고 있지만, 이 책에서는 '인지증'이라는 용어를 사용했다.

그리고 우리에게 아직 생소한 말이지만 일본에서는 환자의 돌봄을 '간병'이나 '간호'라는 용어 대신 좀 포괄적인 의미가 담긴 '개호(介護)'라는 말을 사용하고 있다. 하지만 여기서는 우리에게 익숙한 '돌봄'이라는 단어를 썼다.

인지증이란 누구에게나 닥쳐올 수 있는 것으로, 미국의 로널드 레이건 대통령이나 영국의 마거릿 대처 수상도 만년에 모두 인지증에 걸렸었으며, 100세 고령화 사회가 진행되면서 인지증은 누구나 다 걸릴 가능성이 있는 것이다. 인지증에 걸린다는 것은 결코 특별한 일이 아니다. 말년까지 온전하게 지내는 사람도 있지만, 그런 사람도 시간 문제일 뿐이다.

하지만 지나치게 두려워할 필요는 없다. 옛날에는 노망증에 걸렸다 하면 인생이 끝난 사람으로 취급하여 뒷방에 가둬 놓거나 전문병원에서도 침대에 묶어 놓는 것을 당연하게 여겼었다.

그러나 인지증이란 나이를 더하면서 그동안 사용하던 언어나 지각에 관한 뇌 기능이 떨어지면서 일상생활에 지장을 가져

오는 상태다. 인지증은 무서운 질병으로 생각하기 쉽지만 본질은 일상생활의 장애일 뿐이다. 이제까지 당연시하던 일상생활이 잘 되지 않는 것은 불편하고 어려운 것이며, 또 그 가족도 대단히 곤혹스러운 일이다. 하지만 인지증 환자의 주변 상황에 따라 장애 증상의 진행을 충분히 경감시킬 수 있다.

인지증의 예방으로 가장 확실한 방법은 나이를 먹지 않는 것이지만 이는 불가능한 일이며, 인지증 치료약도 개발되지 않은 시점에서의 차선책은 증상 진행을 지연시키는 방법밖에 없다. 결국 인지증 환자는 그때그때 심신 상태에 따라 증세가 좋게도 되고 나쁘게도 되므로 "한번 걸리면 끝장"이라든가 "아무것도 모르는 사람이 되었다"는 등의 생각은 하지 말며, 또 특별한 사람으로 취급하여서도 안 된다.

이제는 많은 사람들이 인지증을 올바르게 이해하고 인지증 환자와의 접촉 방법도 잘 익혀 두면 환자는 물론 환자를 돌보는 사람의 생활에도 도움이 될 것이다.

인지증은 70세 이상 고령자에게 두 번째로 높은 비율을 차지하는 장애질환으로 알려져 있다. 세계보건기구에서는 전 세계적으로 매년 770만 명이 늘어나는 것으로 추계하여 2012년도 기준 2030년에는 약 2배가 증가하고, 2050년에는 약 3배 이상이 늘어날 것으로 예측하고 있으며, 일본 후생노동성 집계에서도 일본의 경우 2025년에는 고령자 5명 가운데 1명이 인지증에 걸릴 것으로 예상하고 있다.

일본은 이러한 상황에 대처하여 '국민개호보험'을 기본으로 하는 사회보장제도를 만들어 장수사회를 실현하고 있다. 우리나라도 이제 보다 안전하게 안심하며 지낼 수 있도록 지혜를 짜내어 살아 있는 동안 인간답게 살아갈 수 있는 사회를 만들어야 하겠다.

이 책의 구성은 먼저 인지증에 대하여 누구나 쉽게 이해할 수 있도록 인지증이 무엇인지 간단히 정의한 다음, 전문가들의 예방과 대처법에 많은 면을 할애하였다.

가족이 인지증이라는 진단을 받았을 때 그 누구도 당황하지 않을 수 없을 것이며, 어떻게 해야 좋을지 모르는 상황에서 그 실체를 올바르게 이해하고 대처법을 익히면 우선 심적인 안정감을 갖게 될 것이다.

우리가 이 세상에 살아 있는 동안 인간답게 살 수 있도록 인지증 증상을 지연시키기 위한 하나의 참고서로서 인지증 환자와 그 가족 및 그들을 돌봐주는 여러 사람에게 많은 도움이 되길 바란다.

끝으로 이 책을 출간해 준 이지출판사 서용순 사장님과 직원 여러분에게 감사드리며, 책 안에 삽화를 그려 준 외손녀 김민서에게도 고맙다는 말을 전한다.

2021년 5월

明倫少老 배 선 표

제1장   인지증(치매)에 대한 이해

제2장 ──────────────── 인지증 환자 대처법

제1장

인지증(치매)에 대한 이해

1. 인지증이란 무엇인가

1) 인지증의 정의

인지증(dementia, 치매)은 일반적으로 뇌의 질병 또는 바보처럼 아무것도 알지 못하는 사람으로 생각하지만 사실은 "나이를 먹어 성년이 된 이후의 기억이나 언어, 지각 및 사고 등과 관련된 뇌 기능이 떨어져 일상생활에 지장을 초래하게 된 상태"라고 정의할 수 있다.

다시 말하면 일단 정상적으로 자란 신경세포가 외상이나 감염, 기타 혈관장애 등 여러 원인으로 뇌세포를 파괴함으로써 뇌의 기능 장애를 일으켰을 때 일어나는 현상으로, 가장 큰 위험인자는 나이를 먹는다는 것이다.

이와 같은 인지증의 특징은 다음과 같다.

먼저 해부학상 뇌기관 형태의 기질적(器質的)인 장애로 인지 기능이 떨어지는 경우다. 여기서 기질적인 장애란 뇌신경세포와 신경세포 사이의 동작이 연결되지 않는다는 것이다.

뇌신경세포는 복잡하고 정교한 네트워크로 이루어져 있어 언어와 여러 가지 정보를 여기서 맡아 일하고 있다. 이 네트워크 기능이 인간의 지성이나 개성 등을 결정하는 것으로 이것이 파괴되면 인지 기능이 떨어지게 마련이다.

인지증은 말을 걸어도 반응이 없거나 의식이 혼탁하여지는 의식 장애와 구별된다는 것이 특징이다. 헛소리를 하고 잘 잊어버리는 섬망(譫妄)도 인지증과 비슷한 증상을 일으키지만 이와도 다르며, 또 탈수증이나 감염증, 약의 과잉 투여도 의식 장애가 일어날 수 있는 것이므로 이들과도 인지증은 구별된다.

인지 기능 장애는 일상생활에 지장을 준다는 것이 주요한 특징인데, 그 지장을 주는 기간은 일시적이 아니고 계속적인 것이다. 여기서 말하는 뇌의 기질적 장애는 사람의 감정이나 행동 면에서도 여러 가지 변화를 일으킨다. 예를 들어 밥을 먹었는데도 기질적 장애로 기억하지 못하고 또 밥을 달라고 하거나 화를 내며 폭력을 행사하는 경우가 그것이다.

세계보건기구(WHO)가 내놓은 인지증의 대표적인 정의
"일반적으로 만성 또는 진행성 뇌질환으로 이미 갖고 있는 기억이나 사고
(思考), 소재의식, 이해, 계산, 학습, 언어, 판단 등 고차뇌기능장애로 일어나
는 증후군"이라 정의하고 있다.

2) 인지증의 원인과 종류

인지증의 원인은 여러 가지 질병이 원인이 되어 뇌가 지속
적으로 장애를 받아 인지 기능이 떨어지는 것이다. 여기서 인
지 기능이란 기억력, 언어 능력, 시공간 파악 능력, 판단력 및
추상적 사고력 등 다양한 지적 능력을 가리키는 것으로 각 인
지 기능은 특정 뇌 부위와 밀접한 관련이 있다.

다양한 인지증 원인 질환들 중에서 가장 많은 것은 '알츠하
이머형'과 '뇌혈관성 인지증'이고, 그 밖에도 레비소체형, 전두
측두형 등 여러 원인에 의해 발병하는 인지증의 종류가 있다.

(1) 알츠하이머형 인지증

알츠하이머병은 치매를 일으키는 가장 흔한 퇴행성 뇌질환으로, 1907년 독일의 정신과 의사인 알로이스 알츠하이머(Alois Alzheimer) 박사에 의해 최초로 보고되었다. 알츠하이머병은 매우 서서히 발병하여 점진적으로 진행되는 경과가 특징적이다. 초기에는 주로 최근 일에 대한 기억력에서 문제를 보이다가 진행하면서 언어 기능이나 판단력 등 다른 여러 인지 기능의 이상을 동반하게 되다가 결국에는 모든 일상생활의 기능을 상실하게 된다.

알츠하이머병은 진행 과정에서 인지 기능 저하뿐만 아니라 성격변화, 초조행동, 우울증, 망상, 환각, 공격성 증가, 수면장애 등의 정신행동 증상이 흔히 동반되며, 말기에 이르면 경직, 보행 이상 등의 신경학적 장애 또는 대소변 실금, 감염, 욕창 등 신체적인 합병증까지 나타나게 된다.

알츠하이머병의 정확한 발병 기전(機轉)과 원인에 대해서는 정확히 알려져 있지는 않다. 현재 베타 아밀로이드(beta-amyloid)라는 작은 단백질이 과도하게 만들어져 뇌에 침착되면서 뇌세포에 유해한 영향을 주는 것이 발병의 핵심 기전으로 알려져 있으나, 그 외에도 뇌세포의 골격 유지에 중요한 역할을 하는 타우 단백질(tau protein)의 과인산화, 염증반응, 산화적 손상 등도 뇌세포 손상에 기여하여 발병에 영향을 미치는 것으로 보인다. 대표적인 뇌 병리 소견인 신경반(혹은 노인반)은 베타 아밀로이드 단백질의 침착과 관련되며, 신경섬유다발은 타우 단백질 과인산화와 연관이 있다.

드물게 볼 수 있는 유전성 알츠하이머병은 베타 아밀로이드와 관련된 유전자 변이가 원인인 경우도 있지만, 고령자에게서 볼 수 있는 일반적 알츠하이머형 인지증에서는 유전적 원인과 후천적 인자(생활습관이나 생활습관병 등) 두 가지가 복합요소로 작용하여 발병한다고 한다.

알츠하이머형 인지증이 되면 건망증 등 기억장애는 물론 자신이 시간적, 공간적, 사회적으로 어떤 위치에 있었는지를 알지 못하는 인식장애 등 여러 장애가 발생하여 생활에 지장을 준다. 장시간에 걸쳐 천천히 진행되어 중증에 이르게 되면 자기 스스로 식사도 옷을 갈아입을 수도 없게 되고, 의사소통도 어려워지며, 나중에는 스스로 일어나 앉는 것조차 어렵게 되어 누워만 지내게 되고, 마지막에는 의식이 점점 떨어져 혼수상태로 죽음에 이르게 된다고 한다.

다만 진행에는 개인차가 있어 중증환자라도 간단한 대화가 가능한 사람도 있고, 폭력을 행사하거나 혼자 뛰쳐나가 배회하는 증상을 보이기도 한다. 인지증의 대부분은 알츠하이머형이며, 그다음으로 뇌혈관성 인지증과 레비소체형 인지증을 들 수 있다.

(2) 뇌혈관성 인지증

뇌혈관성 인지증은 뇌경색이나 뇌출혈 등 뇌혈관성 장애에 의해 일어나는 것으로, 뇌경색의 경우는 뇌혈관이 막혀 혈액이 공급되지 못하므로 그 부분의 뇌 기능이 작동하지 못하는 병이고, 뇌출혈은 뇌혈관이 파열되면서 출혈하여 그 부분의 뇌세포가 압박되므로 일어나는 현상이다.

뇌혈관이 막히거나 출혈하게 되면 뇌세포에 산소나 영양 공급을 할 수 없게 되어 뇌세포가 파괴되고 뇌의 본래 기능을 하지 못하게 되므로 인지증이 발생하게 되는 것이다.

뇌혈관성 인지증의 주요 원인은 동맥경화다. 동맥경화의 위험인자는 고혈압, 당뇨병, 심장질환, 지질이상증, 흡연 등이며, 뇌혈관성 인지증으로 나타나는 증상은 기억장애 이외에 보행장애가 많이 나타나며 배뇨장애도 함께 일어나는 경우가 있다. 또 감정을 조정하지 못하여 나타나는 감정실금(感情失禁)과 하찮은 일에 울거나 화를 내기도 하는 증상이 갑자기 나타났다가 가라앉는다. 또 갑자기 악화되는 경우도 있다. 이러한 현상은 여성보다도 남성에게서 많이 나타난다고 한다.

(3) 레비소체형 인지증

레비소체형 인지증의 원인은 레비소체라는 단백질이 대뇌피질이나 뇌간(腦幹)에 많이 모여 신경세포를 압박하여 일어나는 병이다.

대뇌피질이란 무엇을 생각할 때 중추적 역할을 담당하는 중요한 곳으로, 레비소체는 파킨슨병에서도 볼 수 있어 레비소체형 인지증 환자는 파킨슨 환자와 비슷한 증상을 보이기도 한다. 손발이 떨리고 동작이 느려지며 근육이 굳어 신체의 균형을 잡기가 어려워 잘 넘어진다.

레비소체형 인지증 환자의 일차적 특징은 환시(幻視)다. 초기 단계는 기억장애보다 환시 증상이 심하여 인지증으로 생각지 못하는 경우도 있다. 인지증 하면 우선 건망증부터 생각하기 때문에 일어나는 현상이지만, 이 인지증 환자들은 뚜렷하게 환시를 호소한다. 집안에 벌레가 있다든가, 모르는 사람이 있다든가, 주위에 아무것도 없는데 보인다고 한다. 이때 갑자기 아니라고 부정하거나 바보 취급을 해서는 안 되고, 환자가 말하는 것을 잘 받아들이는 것이 중요하다.

이 레비소체형 인지증은 일본의 정신과 의사 고사카 겐지(小阪憲司)가 1976년 인지증 환자 대뇌피질에서 레비소체를 발견하여 세계 의학계에 알려지게 되었다.

(4) 전두측두형(前頭側頭型) 인지증

전두측두형 인지증은 뇌 전두엽과 측두엽이 위축되어 혈류가 떨어짐에 따라 여러 가지 증상을 일으키는 병이다.

전두엽은 사고(思考)나 감정의 표현, 판단을 조정하여 인격이나 이성적인 행동, 사회성에 크게 관련된 곳이며, 측두엽은 언어의 이해, 청각, 미각, 그밖에 기억이나 감정 관리 등을 담당한다.

전두측두형 인지증의 특징은 인격의 변화나 상식적으로 볼 때 이상한 행동을 한다. 예를 들어 공직에서 높은 지위에 있는 사람이 상가 점포에서 물건을 훔치는 경우가 있다. 다른 사람들이 이 인지증의 특징을 이해하지 못하면 환자나 그 가족들이 매우 고통을 받게 될 것임은 물론이다.

또한 억제력이 없어지고 같은 일을 반복하며 다른 사람과의 공감대를 형성하기가 어렵고 다른 사람의 감정을 받아들이지 못하게 되는 등 감정이 둔화되는 증상도 보인다.

(5) 기타 인지증

이밖에도 여러 가지 질병이 인지증의 원인이 되고 있다. 만성경막하혈종(慢性硬膜下血腫)이나 정상압수두증(正常壓水頭症) 같은 병은 뇌신경외과에서 수술치료를 받으면 증상이 현저하게 회복될 수 있는 인지증이다. 아직 발병 원인이 밝혀지지 않아 근본적인 치료를 할 수 없는 병도 있지만, 현대의학으로 치료 가능한 병도 있으므로 가능한 한 빨리 적절한 진단을 받아 치료 방침을 세우는 것이 중요하다.

세계에서 장수 국가로 알려져 있는 일본의 경우 약 460만 명(65세 이상 고령자의 약 15%)이 인지증 환자로 나타났으며, 앞으로 고령화가 진행되면서 인지증 환자는 더욱 늘어날 것으로 보인다. 2025년에는 65세 이상의 약 20%가 인지증 상태가 될 것으로 추계하고 있다.

일본 후생노동성이 공표한 인지증 환자 유형별 자료

알츠하이머형 인지증	67.6%
뇌혈관성 인지증	19.5%
레비소체형 인지증	4.3%
전두측두형 인지증	1.0%
알코올성 인지증	0.4%
혼합형 인지증	3.3%
기타 인지증	3.3%

이 자료에 의하면 알츠하이머형 인지증 환자가 67.6%로 대부분을 차지하고 있으며, 그다음 뇌혈관성 인지증 순으로 나타

나 있다.

세계보건기구(WHO) 자료에서도 2015년 기준 세계적으로 인지증 환자가 5천여만 명으로 집계되었지만, 2030년에는 8,200만 명으로 늘어나고 2050년에는 1억5,200만 명이 될 것으로 예상하고 있다.

또 인지증 환자가 늘어남에 따라 간호비와 의료비 등 사회적 비용도 증가할 것으로 예상되어 2015년 세계국내총생산(GDP)의 약 1%에 해당되는 8,180억 달러이던 것이 2030년에는 연간 약 2조 달러로 증액될 것이라 한다.

인지증의 최대 위험인자는 고령에 의한 것으로 나이가 많아질수록 인지증 유병률은 마구 올라간다. 70대 전반에 3%대이던 것이 80대 후반에 들어서면 40%가 넘고, 90대 이상에서는 60%가 넘는다는 것이다.

인지증은 나이가 들면서 일어나는 경우가 많지만 40세 전후에서도 일어나는 경우가 있는데, 65세 미만에서 발병된 경우에는 경도인지장애, 즉 '조기 치매'라고 한다.

2. 인지증의 증상

인지증의 증상은 뇌 기능이 떨어짐에 따라서 직접적으로 나타나는 중핵증상(中核症狀)과 중핵증상에 부수하여 일어나는 주변증상(BPSD, Behavioral and Psychological Symptoms of Dementia)의 두 가지 증상이 존재한다. 그 가운데 중핵증상은 기억이 없어지고 말이 나오지 않게 되며, 또 자기가 지금 어디에 있는지 알수 없게 되는 것 등이 중대한 증상이다.

먼저 대표적인 중핵증상에 대해 자세히 살펴보겠다.

가족 가운데 인지증 환자가 있으면 여러 가지 걱정을 하지 않을 수 없지만, 인지증의 여러 증상이 모두에게 반드시 나타나는 것은 아니므로 인지증 유형에 따라 증상이 다르다는 것을 알고 대처하면 많은 도움이 될 것이다.

1) 중핵증상(中核症狀)

중핵증상에는 크게 다섯 가지가 있는데, 대표적인 증상이 건망증으로 새로운 것이 생각나지 않는 '기억장애'다. 인지증이라고 하면 대부분의 사람들은 이 증상을 연상한다.

이 외에도 말을 이해하거나 발표하는 것이 어렵게 되는 '언어장애(失語)', 시간이나 장소 등을 모르게 되는 '견당식(見當識)장애', 곤란한 지경에 빠져도 적절하게 판단하여 대처하지 못하는 '판단력장애', 어떤 일을 순서대로 실행하지 못하는 '실행기능장애' 등이 있다.

기억장애

금방 밥을 먹고도 "왜 밥을 안 주느냐"고 소리를 지르거나, 방금 만나서 이야기한 사람에게 "정말 오래간만이에요!" 하고 인사를 하는 것으로, 기억장애가 되면 새로운 일들을 뇌에 담아 놓는 '즉시기억'이 어렵게 된다. '즉시기억장애'라고도 하는 이 증상은 알츠하이머형 인지증의 초기 단계에서 잘 나타나는 증상이다.

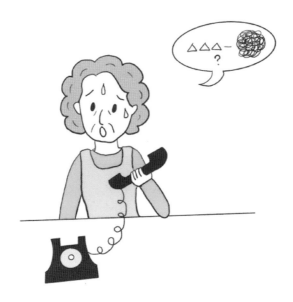

이 단계에서 가족이나 주위 사람들이 "인지증일지도 모르겠다"고 의심을 하는 경우가 많다.

인지증은 증상이 진행되면서 어제의 기억, 일주일 전의 기억과 그 이전의 기억이 서서히 조금씩 없어져 가는 것이다.

기억장애는 나이를 먹으면서 일어나는 건망증과 착각하기 쉬운데, 단순한 건망증은 저녁을 먹은 것은 기억해도 무엇을 먹었는지 생각이 안 나는 경우이고, 기억장애는 저녁을 먹었다는 그 자체를 잊어버리는 것이다.

기억장애에서 제일 문제가 되는 것은 본인에게 자각이 없다는 것으로, 자기가 인식하고 있는 것과 주위에서 인식하고 있는 것에 차이가 생겨 본인이 점차 불안과 공포를 느끼게 되는 것이다.

저녁을 먹은 기억이 안 나는데 주위 사람들이 "먹었다"는 말을 계속하면 어쩐지 기분이 좋지 않을 것이다. 그래서 기억장애의 대응으로는 당사자의 행동을 부정하는 것이 아니라 주위 사람들이 환자에게 맞추어 주는 것이 중요하다. 우선은 당사자의 말을 인식하고 불안을 해소하도록 하여야 한다.

언어장애(失語)

말이 막혀 우물쭈물하거나 말을 걸어도 대답을 하지 않고 곤혹스러운 표정만 짓고 있는 경우, 이런 때는 어쩌면 언어장애 증상이 나타나고 있는지도 모른다.

입이나 인후, 기관 등 말하는 데 필요한 기관(器官)을 구음기관이라고 하는데, 구음기관에 이상이 없어도 말하는 기능이 떨어지는 경우가 언어장애의 특징이다.

언어장애는 상대방의 말소리는 들리는데 의미를 모르고 자기가 하고 싶은 말을 잘 표현하지 못하는 등 여러 유형이 있다.

대화를 할 때 '이것' '그것' '저것' 등의 대명사가 많아지고 상대방이 말하는 것을 받아 앵무새처럼 말하는 증상을 보이는 경우도 있으므로 주의가 필요하다. 다만 똑같은 증상의 '실어증'과 혼동하지 않도록 조심하여야 한다.

실어증은 뇌출혈 등으로 뇌의 언어기능 중추가 손상되어 초래한 장애로 인지증과는 다르다.

실어 이외의 인지증 증상이 보이지 않을 때는 실어증일 가능성이 높은 것으로 얼른 전문의와 상담해 봐야 한다.

이러한 현상이 나타나면 가족이 먼저 당황하게 되는데, 그러나 더 당황스러운 사람은 당사자라는 것을 알고 있어야 한다. 대화가 되지 않는다 해도 절대로 나무라지 말고 일상생활에 어려움을 느끼지 않을 정도로 아무렇지 않은 듯 따라주는 것이 최선이다.

실행(失行)

실행이란 신체적 기능에 문제가 없는데도 일상적인 움직임이 잘 되지 않는 상태를 말한다. 즉 지금까지 하던 간단한 동작

이 되지 않는 것이다. 예를 들면 다음과 같은 증상들이다

- 옷을 입고 벗는 것이 안 된다.
- 가위나 젓가락을 쓸 줄 모른다.
- 열쇠구멍에 열쇠를 넣지 못한다.
- 순서가 있는 공정이나 행동이 안 된다.

안 된다고 하여 도와주면 다시는 아무것도 할 수 없게 되므로 돌보는 사람은 가까이서 지켜보며 필요한 때만 도와주도록 한다.

복잡한 작업은 공정을 줄이거나 사용하는 물건에 표시를 해두는 것도 좋은 방법이다.

실인(失認)

신체적으로는 아무 문제가 없으나 시각, 청각, 후각, 촉각, 미각의 오감이 정상으로 작동하지 않는 상태를 실인이라고 한다. 물건이 잘 보이고 소리도 들려오는데 그 의미를 이해하지 못하는 것이 특징이다. 구체적인 증상은 다음과 같다.

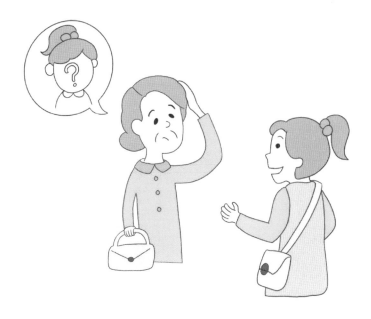

- 화장실과 쓰레기상자를 같은 것으로 착각한다.

- 지금 자기가 있는 장소를 모른다.

- 손으로 만져지는 것은 알아도 그것이 무엇인지를 모른다.

- 악기(피아노 등)를 구분하지 못하지만 소리를 들으면 인식한다.

이외에 자신의 신체 반쪽 공간을 인식하지 못하는 '반측공간

무시(半側空間無視)' 상황도 실인 증상의 하나다.

반측공간무시 증상은 공간의 반쪽이 인식되지 않으므로 식사할 때 반쪽을 남기거나 그림을 그릴 때 대상물의 반쪽만 그리기도 한다.

견당식(見當識)장애

기억장애와 같은 인식증 증상으로 생각하기 쉬운 것이 견당식장애다.

견당식이란 시간이나 장소, 대인관계 등을 파악하는 능력을 말하는데, 우리가 "지금 어느 때 어디에 있는가"를 안다는 것은 견당식이 정상으로 기능하고 있기 때문이다. 이 견당식이 저하되면 자기가 놓여 있는 상황을 정확히 파악하면서 행동할 수가 없게 되며, 견당식장애는 시간, 장소, 대인관계 순으로 나타나는 경우가 많다.

- 시간 : "오늘이 몇 월 며칠이지?" "내가 몇 살인가?" 하는 것부터 시작하여 차츰 밤과 낮, 계절 감각 등이 없어진다.
- 장소 : 외출하여 자기가 지금 어디에 있는지를 알지 못하

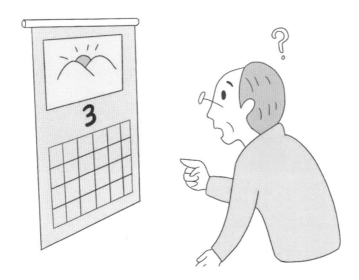

기 때문에 집으로 돌아가지 못하게 된다. 또 자기 집 화장
실을 찾지 못해 실수를 하는 경우도 있다.

- 대인관계 : 인지증 증상이 더 진행되면 사람을 인식하지
  못하게 된다. 예를 들어 가족도 알아보지 못하여 손자를
  자기 아들이 어렸을 때로 생각하거나, 배우자를 이웃 사
  람으로 인식하는 경우도 있다. 다만 상대방을 단순히 아
  는 사이인지 신뢰할 수 있는 사람인가 아닌가 하는 파악
  능력은 저하되지 않는다고 한다.

• 판단력 장애 : 늘 멋을 내던 사람이 어느 날 갑자기 짝짝이 옷을 입고 나온다든가 하면 판단력 장애의 가능성이 있는 것으로 보아야 한다. 이 장애가 나타나면 복장 코디네이터와 같이 "A와 B를 합치면 어떻게 되는가" 하는 판단이 되지 않는다고 한다. 또 선(善)과 악(惡)의 구별이 되지 않으므로 물건을 사는 체하다 훔쳐 경찰 신세를 지는 경우도 있다. 가족은 놀랄 뿐이지만 당사자는 돈을 내지 않아도 나쁜 짓이라는 생각을 하지 않는다.

판단력이 떨어지면서 애매한 말로 혼란스러운 경향이 있는 것도 판단력 장애의 특징이다. 예를 들어 "잠깐만 기다려 주세요!"라고 했는데 그 '잠깐'이란 말을 당사자는 이해하지 못한다. 그래서 겨우 5분 기다렸는데 "왜 이렇게 늦느냐?"라고 소리를 지르거나 어디론가 가버리는 경우도 있다. 처음 초기 증상으로 알기 쉬운 것은 음식을 할 때 간을 맞추지 못하거나 늘 먹고 있는 약 먹는 것을 잊어버리는 경우도 많다.

이와 같은 증상이 나타날 때는 즉시 전문의와 상의하여 적절한 치료를 받아야 한다. 또 판단력 장애가 나타났을

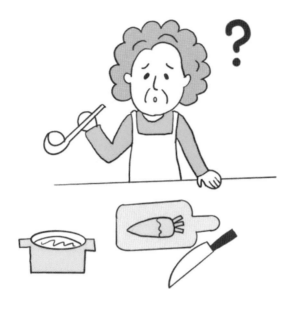

때는 본인에게 선/악을 구별하지 못하므로 화를 낸다고 해도 개선을 바랄 수는 없다. 너그러운 마음으로 대하면서 당사자를 불안하게 만들거나 공포를 느끼게 하지 않도록 주의하는 것이 최선의 방법이다.

실행기능장애

알츠하이머형 인지증을 비롯하여 뇌혈관성 인지증이나 전두측두형 인지증 등 많은 인지증의 초기 증상으로 나타나는 것이 실행기능장애다. 이 증상은 무슨 일을 순서대로 생각하거나 효율적으로 계획을 세워서 실행하는 능력이 떨어지는 상태다.

그래서 물건을 사거나 요리, 세탁물을 건조시키는 것 등 여러 행동을 계획적으로 실행하는 것이 불가능하다. 이제까지 잘 해오던 일을 혼자 할 수 없게 되므로 보호의 부담도 커지고 사회생활을 하면서 가장 영향이 큰 증상이라고 할 수 있다.

또 예상 밖의 일에 대처하지 못하는 것도 실행기능장애의 특징이다. 예를 들면 물건을 사러 가서 사려던 물건이 없으면 다른 물건으로 대체하거나 다른 가게에 가서 산다는 판단이 되지 않는다.

이와 같은 실행기능장애의 대처법은 될 수 있는 한 보호자가 함께 따라다니며 해야 할 일을 자세히 확인한 다음 메모를 하는 것이다.

그렇다고 모든 행동을 보호자가 대신 하는 것은 좋지 않다. 인지증 환자는 자기 생각대로 되지 않는 일이 많아 초조하고 많이 불안할 것이다. 하나하나 순서를 밟아 말을 붙여 가며 불안감을 완화시켜 주는 것이 최선이다.

2) 주변증상(BPSD)

주변증상은 중핵증상에 부수적으로 발생하는 2차적인 증상을 가리키며 다음과 같은 것이 있다.

- 우울증과 무기력으로 의욕이 떨어져 두문불출한다.
- 길을 잊고 혼자 여기저기 돌아다닌다.
- 화를 잘 내고 피해망상이 심하다.
- 잘 흥분하고 폭언이나 폭력을 휘두르는 증상이 나타난다.

치매의 행동 및 심리적 증상(BPSD)은 주위의 부적절한 케어나 몸 컨디션이 좋지 않아 스트레스나 불안한 심리상태에서 나타나는 증상으로, 어떤 특정부위가 손상되었다고 하여 반드시 일어나는 증상은 아니다.

처음은 중핵증상으로 시작한다. 예를 들면 견당식장애가 있는 경우 "여기가 어디냐?" "당신은 누구냐?" 등 혼란을 일으켜 불안하게 되는 것으로, 성격이 소심한 사람은 불안감이 매우 클 것이다. 이러한 불안이나 혼란이 이어짐에 따라 배회나 흥분,

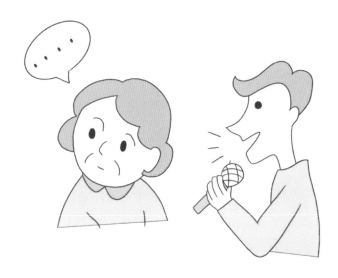

폭력행위와 같은 행동, 심리 증상이 나타난다.

중요한 것은 행동, 심리 증상의 혼란이나 불안의 원인을 이해하는 것이다. 당사자를 안심하게 하여 혼란을 일으키지 않도록 대응함으로써 순탄하게 생활할 수 있고 또 증상이 재발하지 않고 일상생활을 할 수 있다. 바꾸어 말하면 이해를 하지 못하면 증상이 더욱 악화되고 보호도 어려운 경우가 발생할 수 있다는 것이다.

주변증상이 나타나는 유형은 환자에 따라 다르다. 당사자의 성격이나 생활환경을 비롯하여 접촉하는 사람과의 관계 등에 따라 증상이 나타나는 방법이 달라 개인차가 심하다.

주변증상의 경우는 일반적으로 보호자의 심적 피로나 신체적 피로로 이어지는 경우가 많다. 예를 들면 주변증상의 '도둑맞았다'는 망상으로, 훔치지 않은 지갑이나 통장을 도둑맞았다고 인지증 환자가 말한다면 가족 등 돌보는 사람은 충격을 받을 것이다. 이때 당사자를 진정시키고 지갑이나 통장을 찾겠지만 신체적·정신적 부담을 많이 느끼게 될 것이다.

이와 같이 주변증상은 보호하는 데 부담이 크기 때문에 대응 마련이 중요하다. 인지증의 특성을 이해하고 적절히 대응하여 약물치료나 비약물치료를 함으로써 증상이 개선되는 경우도 있다. 인지증의 진행 정도에 따라 주변증상은 달리 나타나기도 한다. 사전 준비를 위하여 어느 시기에 어떤 증상이 잘 일어나는지를 파악하는 것이 중요하다.

3) 인지증의 진행 과정

인지증 가운데 가장 많이 나타나는 것이 알츠하이머형 인지증이다. 이 증상은 오랜 시간을 거쳐 서서히 진행된다고 하지만 경과는 사람에 따라 다르다. 예를 들어 알츠하이머형 인지증이 진행하는 경과를 초기와 중기 그리고 말기로 나누었을 때 각각의 단계에서 나타나는 특징적인 주변증상이 있다.

초기 단계에서는 불안과 우울증, 초조감 등이 눈에 띄고, 중기 단계에서는 망상(妄想)이나 환각(幻覺), 나아가서는 배회(徘徊)나 실행(失行), 실인(失認) 증상이 나타나는 경우가 많다. 말기 단계에서는 인격의 변화(거짓말을 하고, 반사회적인 행동을 한다)를 비롯하여 말을 하지 않는 '무언(無言)'과 전혀 움직임이 없는 '무동(無動)', 더 나아가 음식물 이외의 것을 먹는 '이식(異食)' 등의 증상도 현저하게 나타난다.

말기 단계에서 일어나는 상황을 좀 더 자세히 살펴보면

- 가족을 알아보지 못한다.
- 대화가 통하지 않는다.
- 표정이 없다.
- 변을 자기 손으로 주무르는 등 불결한 행위를 한다.

이런 주변증상이 악화되면 돌봐야 할 일이 많아지므로 빨리 대처하는 것이 중요하다. 이때 치료로는 약물요법과 비약물요법 두 가지가 있는데, 먼저 비약물요법으로 대처한 후 효과가 미치지 않을 때 약물요법을 시작하는 것이 일반적이다.

4) 인지증 진단의 흐름

인지증은 다른 질병과 마찬가지로 조기 발견, 조기 치료가 중요하다.

옛날에는 인지증 하면 무조건 치료되지 않는 질병으로 분류되었으나 지금은 치료나 회복이 가능하다 하여 불치병에서는 빠져 있다.

현재 인지증을 완치시켜 주는 약은 없다. 인지증이라고만 해도 절망한 나머지 조기 진단을 받고도 의미가 없다고 생각할지 모르지만, 조기 진단에서 치료 가능한 인지증일 경우에는 하루라도 빨리 치료를 시작하는 것이 이상적이다.

완치 불가능한 인지증이라 하여도 초기 진단으로 기억력이 없어질 때를 대비하여 판단력이 있을 때 지금부터 어떻게 살아갈 것인지 준비하고 대비할 수도 있는 것이다. 충격을 받아 알고 싶지 않다는 마음을 가질 수 있지만 역시 조기 검진을 권한다.

인지증의 진단은 어려워 우울증이나 의식장애의 섬망(譫妄) 질병으로 착각하기 쉽고, 또 고령자들은 여러 가지 약을 처방받아 복용하는 경우가 많아 약의 부작용으로 인지증과 유사한 증상이 일어날 수도 있다. 진단을 잘못하여 다른 방향으로의 치료를 방지하기 위해서도 역시 전문의의 조기 검진을 받는 것이 중요하다.

건망증이 심하여 인지증이 아닌가 생각될 때 어디에 가서 어떤 진단을 받아야 좋을지 모르는 경우도 많다. 인지증이 의심되면 인지증 전문의가 있는 정신과나 뇌신경내과를 찾거나 '건망증 외래' 또는 '메모리클리닉'이라는 간판이 있는 곳에 가서 검진을 받도록 권한다.

진단의 첫 단계는 문진이다.

문진은 어떤 증상이 있는가와 지금까지의 경과 그리고 다른 질병의 유무를 물어보는 것이다. 그다음 인지증인지 아닌지를 확인하기 위해, 또 증상의 정도를 알아보기 위해 신경심리검사를 한다.

이 검사는 MMSE(Mini-Mental State Examination) 검사나 하세가와식 간이지능평가스케일(HDS-R) 등의 검사를 하여 단어 기억력이나 계산 능력 등을 파악하는 것이다.

뇌의 상태를 알기 위해서는 컴퓨터 단층촬영인 CT나 MRI, 뇌 혈류와 대사를 조사하는 단일광자방사형 컴퓨터 단층촬영인 SPECT, 양전자 단층촬영인 PET, 기타 기능 화상검사도 이루어지며, 필요에 따라서는 뇌파검사나 뇌 주변을 보호하는 뇌척수액을 채취하여 검사한다. 이러한 것들의 종합적인 검사 결과에 따라 진단 결과가 나온다.

이때 "당신은 인지증이 아니고 MCI 같습니다"라는 말을 자주 듣는다. 이 말은 "Mild Cognitive Impairment"의 머리글자를 딴 것으로 '경도(輕度)인지장애'라는 뜻이다.

경도인지장애라는 것은 건강한 상태도 아니고 인지증도 아닌 중간상태로 일상생활에 지장을 줄 만한 병은 아니지만 인지 기능이 떨어진 상태를 말한다. 일본의 조사 자료에 의하면 2012년 기준 인지증 고령자 462만 명 중 MCI에 해당하는 사람이 4백만 명 정도라고 한다. MCI 시기에는 건망증이나 이해력이 떨어졌다 해도 일상생활을 하는 데는 별 문제가 없다.

하지만 MCI로 진단받았다고 하여 방심해서는 안 된다. 증상의 진행 상황을 확실하게 계속 관찰하는 것이 중요하다. 일본의 경도인지장애자 중 연간 10%~30%가 인지증으로 이행되고 있는 것으로 보아 MCI는 인지증의 전 단계라고 생각하여야 할 것이다.

경도인지장애의 중요 증상은 기억장애지만 그 밖의 증상으로 실행기능장애가 나타나는 경우도 있다.

경도인지장애와 인지증의 차이

- 경도인지장애는 인지 기능의 정도가 낮아졌다 해도 주요한 것은 메모해 두면 사회생활이나 일상생활 등에 큰 어려움 없이 지낼 수 있다.
- 식사나 옷 갈아입는 것, 목욕, 화장실 등의 일상생활 동작도 스스로 할 수 있다.
- 건망증에 대하여 가족만이 아니라 본인 스스로도 건망증이 있음을 자각하고 있다.

그러나 인지증은 인지 기능의 저하로 사회생활이나 일상생활, 대인관계에 지장을 초래하여 다른 사람의 도움 없이는 일 상생활을 할 수 없는 상태이며, 본인이 건망증이라는 자각도 하지 못한다는 것이 특징이다.

5) 알츠하이머형 인지증의 진단 기준

알츠하이머형 인지증의 진단 기준으로 사용하고 있는 지능 평가기준, 즉 스케일(Scale)은 여러 나라에서 개발하여 사용되고 있으나 이 책에서는 일본의 많은 의료기관에서 사용하고 있는 하세가와(長谷川)식 간이지능평가스케일을 소개하고자 한다.

이 지능평가스케일은 인지증 전문의인 하세가와 가쓰오 씨 가 개발하여 1974년에 공표한 것으로 1991년에 개정하여 현재 까지 사용되고 있는 것이다. 그는 체력이 약한 고령자가 단시간 내에 끝마칠 수 있도록 설문 항목을 9개만 제시하고 그것을 수 량화하여 누가 사용하여도 같은 점수가 나올 수 있도록 객관화 하였다.

다음은 '하세가와식 간이지능평가스케일'의 질문 항목과 채 점표 내용이다.

1. 지금 몇 살인가요?(2년까지의 오차는 정답. 배점 1점)	
2. 오늘은 몇 년 몇 월 며칠인가요. 무슨 요일인가요? (연월일과 요일을 정확히 맞히면 각각 1점씩 배점)	
3. 지금 우리가 있는 곳은 어디인가요? (자발적으로 말하면 2점, 5초 걸러 "집입니까? 병원입니까? 시설입니까?" 하고 물어 그 가운데 정답이 있으면 1점)	
4. 다음 3개의 단어를 따라해 보세요. 나중에 다시 물어볼 테니 잘 기억해 두세요.(다음 중 선택한 것에 ○표를 해놓고 각 1점) ① 벚꽃, 고양이, 전차 ② 매화, 개, 자동차	
5. 100에서 7을 차례로 빼보세요. ("100에서 7을 빼면? 거기에서 또 7을 빼면?" 하고 질문한다. 각 1점. 최초의 답이 틀렸을 때는 중단한다.)	
6. 내가 지금부터 말하는 숫자를 거꾸로 말해 보세요. (6-8-2, 3-5-2-9, 세 자릿수를 맞히지 못하면 중단한다. 각 1점)	
7. 먼저 외워 두었던 단어를 한 번 더 말해 보세요.(자발적으로 답하면 각 2점. 혹시 말하지 않을 경우 다음 힌트를 주어 정답을 말하면 1점) (a) 식물 (b) 동물 (c) 타는 것	
8. 지금부터 5개의 물품을 보여 드립니다. 그리고 감출 테니 무엇이 있었는지 말해 보세요. (각 1점. 시계, 열쇠, 담배, 펜, 동전 등 반드시 서로 무관한 것)	
9. 알고 있는 채소 이름을 말해 보세요. (대답한 채소 이름을 우측에 기입한다. 도중에 막히면 약 10초 동안 기다렸다가 대답이 없을 때는 중단한다. 5개까지는 0점, 6개는 1점, 7개는 2점, 8개는 3점, 9개는 4점, 10개는 5점으로 한다.)	

※ 만점은 30점. 20점 이하는 인지증이 의심되는 사람이다.

의사 하세가와 씨가 이 인지증 진단측정 기준표를 만들게 된 동기는 은사로부터 "의사의 진단이 어제 다르고 오늘 달라서야 되겠는가? 인지 기능 진단 척도로 이용할 수 있는 기준을 만들어 보라"는 이야기를 듣고 1968년경부터 시작한 것이다. 당시는 정신과 의사가 "당신은 치매입니다" 하면 그대로 진단이 결정되고 이제는 끝났다고 생각하던 시대였다.

인지증은 뇌 안에서 일어나는 일이므로 눈으로는 볼 수가 없다. 그런데 간편하면서 누가 진찰을 해도 선별할 수 있도록 만들기 위해 여러 정신과 의사들이 진단할 때 하는 질문 항목을 수집하고, 체력이 약한 고령자도 짧은 시간 내에 문답을 할 수 있도록 20분 내에 끝날 수 있게 구상한 것이다.

또 당시는 지금과 달리 뇌경색이나 뇌출혈로 인한 인지증 환자가 많아 글을 쓰게 하는 질문은 손이 떨려 쓰기 어려우므로 손을 사용하지 않는 질문 항목을 만들었으며, 시력이 약한 고령자도 많아 시각적인 테스트도 피하였다고 한다.

따라서 지적 기능이 정상인 사람은 간단히 답변할 수 있지만 인지증인 사람은 대답하기 어려운 질문을 만들도록 하였다. 그리고 증상에 따라서 수량화(數量化)하기 어려운 것도 많아

수량화가 불가능한 것은 생략하였다.

수량화하여 이것이 되면 1점, 되지 않는다면 0점으로 하여 질문의 난이도에 따른 무게를 두었다. 그 결과 만점은 32.5점이 되어 소수점 이하까지 나오게 되었고, 10점 이하는 인지증이라고 평가하게 한 것이다.

하세가와 씨가 만든 인지 기능 척도 기준표의 9개 질문 항목에는 각 항목마다 인지증 여부를 판단하는 역할이 있다고 한다.

질문 ① 지금 몇 살인가요? → 기억

질문 ② 오늘은 몇 년 몇 월 며칠인가요? 무슨 요일인가요? → 날짜와 시간의 견당식(※견당식이란 날짜와 시간, 장소 등이나 이와 관련한 주위의 것을 올바르게 인식하는 기능을 말한다.)

질문 ③ 지금 우리가 있는 곳은 어디인가요? → 장소의 견당식

질문 ④ 다음 3개의 단어를 따라해 보세요. 나중에 다시 물어볼 테니 잘 기억해 두세요. → 즉시재생(즉시재생이란 그 자리에서 바로 말을 재생해 보는 것.)

질문 ⑤ 100에서 7을 차례로 빼보세요. → 계산력과 주의력

질문 ⑥ 내가 지금부터 말하는 숫자를 거꾸로 말해 보세요. → 기억과 주의력

질문 ⑦ 먼저 외워 두었던 단어를 한 번 더 말해 보세요. → 지연재생(이것은 즉시재생과는 달리 나중에 말을 재생하여 보는 것이다.)

질문 ⑧	지금부터 5개의 물품을 보여 드립니다. 그리고 감출 테니 무엇이 있었는지 말해 보세요. → 기명력(記銘力) (기명력이란 기억의 제1단계로 경험하고 배운 것들을 기억하게 하는 것이다.)
질문 ⑨	알고 있는 채소 이름을 말해 보세요. → 말의 유창성. 결국 말을 막힘없이 할 수 있는지를 알아보는 것

6) 인지증의 예방과 치료

인지증의 발병률은 나이를 먹을수록 올라가기 때문에 인지증의 최대 예방효과는 나이 먹는 것을 막는 것이지만 그것을 막을 수는 없고, 인지증의 직접적 원인이 되는 뇌의 위축이나 혈관이 막히는 것, 그리고 대사 변화 같은 것은 평소 마음만 먹으면 어느 정도 예방이 가능하므로 여러 가지 치료나 돌봄 서비스를 통해 증상의 진행을 지연시키거나 완만하게 하여 생활의 질도 향상시킬 수 있는 것이다.

예방

인지증은 원인이 되는 질병에 따라 예방법도 모두 다르다. 혈관성 인지증은 뇌혈관 장애가 원인이므로 생활습관병을 예방하여야 하는데 '좋은 생활습관'(균형 있는 식생활이나 운동습관)이 좋은 예방책이다.

'좋은 생활습관'을 몸에 익힌다는 것은 혈관성 인지증만이 아니고 알츠하이머형 인지증 예방에도 유용하므로 '좋은 생활습관'을 몸에 익히는 것이 인지증 예방의 지름길이다.

또 건망증 등 인지증으로 의심되는 증상이 나타났을 때는 빨리 '건망증 전문의료기관'을 찾아가 검진받도록 하여 경도인지장애(MCI) 초기 단계에서 재빨리 인지증 진행을 예방하는 것이 바람직하다.

경도인지장애자는 연간 10% 내지 30%가 인지증으로 진행된다.(정상인은 연간 1% 내지 2%라고 한다.) 정상수준으로 회복하는 경우도 있다고는 하나 인지증이 확정되고 나서는 치료가 어려우므로 조기에 발견하여 예방하는 것이 최선책이다.

경도인지장애를 조기 발견하려면 환자 가족이나 주변사람들이 일상생활에서의 작은 변화도 놓치지 말고 일찍 알아차려야 한다. 인지증은 식사나 운동, 뇌의 활성화 등 생활습관 개선에 의해 예방효과가 기대되는 질병이므로 인지증 예방에 도움이 되는 생활습관 요령을 간단히 소개하겠다.

(1) 균형 있는 좋은 식사

식사는 편식하지 말고 균형 있게 골고루 먹는 것이 기본이다. 더 나아가 인지증 예방에 효과가 있는 DHA나 EPA, 폴리페놀, 비타민류 등을 섭취하는 것이 좋다. 염분이나 동물성지방, 높은 콜레스테롤 식품은 피하는 것이 좋다.

(2) 적당한 운동

워킹 등 유산소운동을 무리하지 말고 계속하는 것이 좋다. 머리와 몸을 동시에 움직이는 운동도 인지증 예방에 효과가 있다고 한다.

(3) 생활습관병의 예방

고혈압이나 당뇨 등의 생활습관병, 흡연이나 과도한 음주는 인지증 발병 위험률을 높이므로 나이 많은 사람뿐만 아니라 젊은 사람들도 생활습관병을 예방해야만 한다.

(4) 뇌를 활발하게 하는 생활

취미생활이나 지적활동을 적극적으로 하고 모양도 내며 다른 사람과 많이 사귀는 것 등도 뇌에 자극을 주는 것이며, 또 식사할 때 잘 씹어 먹는 것도 뇌 활성화에 영향을 준다.

인지증을 예방하기 위해서는 무엇보다 젊었을 때부터 올바른 생활습관을 가지고 특히 뇌활동을 활발히 함으로써 인지증 예방 효과가 크게 나타난다고 한다.

인지증은 근본적인 치료가 없는 것이 가장 큰 문제다. 그러므로 2019년 5월 세계보건기구(WHO)가 공표한 인지증 위험을 줄이기 위한 지침으로 ① 운동 ② 금연 ③ 영양 ④ 음주 ⑤ 인지 기능 훈련 ⑥ 사회참가 ⑦ 감량 ⑧ 고혈압 ⑨ 당뇨병 ⑩ 고지혈증 ⑪ 우울증 ⑫ 난청 등 위험 항목 12개의 개선사항과 권장사항을 제시하였다.

예를 들어 건강한 사람의 운동이나 흡연자의 금연은 인지증과 인지 기능 저하의 위험을 감소한다는 점에서 강력하게 권장하고 있다. 운동에 관해 65세 이상의 경우는 속보나 가사 등으로 한 주 동안 적어도 150분 정도의 유산소운동을 하도록 권장하고 있다.

식생활에서는 생선을 많이 먹고 견과류나 올리브기름, 커피도 인지증 예방에 효과가 있다고 한다.

한편 비타민B나 E, 불포화지방산 등의 서플리먼트는 인지증의 위험 요소를 줄이는 효과가 확인되지 않았기 때문에 권장하지 않는다고 하였다.

치료

인지증의 치료는 원인이 되는 질병에 따라 각각 다르다.

현재 인지증의 진행을 완전히 멈추게 하는 방법이나 근본적인 치료방법은 발견되지 않고 있지만, 인지증의 치료는 증상의 진행을 완화시키거나 생활의 질 향상을 목적으로 하고 있다.

인지증의 치료 종류는 약물요법과 비약물요법으로 케어(Care)나 리허빌리테이션(Rehabilitation)에 의한 치료를 들 수 있다.

그러나 알츠하이머형 인지증이나 레비소체형 인지증처럼 뇌 안에 이상한 단백질이 쌓여 뇌신경세포를 서서히 파괴하는 질병은 현재 유감스럽게도 치료약이 없다. 하지만 남아 있는 신경세포를 자극하여 증상을 개선시키는 치료약(증상개선약)은 사용할 수 있다.

인지증 중에서도 혈관성 인지증은 뇌경색이나 뇌출혈 등으로 뇌혈관이 손상되어 일어나는 질병이므로 뇌혈관 장애의 원인이 되는 고혈압, 당뇨병, 부정맥 등의 질병을 올바르게 조절하여 재발 방지 치료를 함으로써 치료가 가능하다고 한다.

또 만성경막하혈종이나 정상압수두증 등은 뇌외과적 치료를 받을 수도 있고, 호르몬의 이상에 의한 인지증도 내과적 치료로 고칠 수 있는 병이므로 그러한 인지증의 원인을 조기 발견하였을 때는 간과하지 말고 서두르는 것이 중요하다. 이외 행동이나 심리증상(BPSD)이 심하게 나타나 어려움을 당할 때는 케어(Care) 준비를 하고 필요할 경우 증상을 경감시키는 약물(정신과 의약 등)을 투여하여 치료하기도 한다.

전체적으로 볼 때 약물요법의 효과는 한정적인 경우가 많고 케어나 리허빌리테이션이라고 하는 비약물요법의 접근이 중요한 것으로 생각된다. 리허빌리테이션은 정신요법이나 작업요법과 음악요법 등으로 남아 있는 뇌세포의 활성화를 목적으로 하는 것이다.

(5) 약물요법

인지기능개선약(항인지증약)

인지기능개선약은 기억장애나 소재의식장애 등 뇌세포가 장애를 받아 일어나는 직접적인 증상, 즉 중핵증상의 진행을 완만하게 하기 위한 약이다.

기능개선약으로는 네 종류가 있는데 그 가운데 아세틸콜린에스테라제(acetylcholineesterase) 억제제와 NMDA 수용체 길항제 두 그룹으로 나뉘어져 있다.

● 아세틸콜린에스테라제 억제제

효과 : 알츠하이머형 인지증에 의한 아세틸콜린의 감소를 막는 작용이 있어 기억장애 등 중핵증상의 진행을 억제한다.

주의 : 부작용으로 설사나 구토, 식욕부진 증상이 나타나는 경우가 있다. 정신적인 부작용으로 폭언, 폭력이나 망상 등이 일어날 경우도 있다.

● NMDA 수용체 길항제

효과 : 인지증으로 인한 신경세포나 기억장애의 원인이 되는 신경전달물질(글루타민산)의 지나친 활동을 억제하여 중핵증상의 진행을 지연시킨다. 또 흥분과 폭언, 폭력을 억제하는 작용도 한다.

주의 : 부작용으로 현기증이나 졸음이 오는 경우가 있다.

행동심리증상(BPSD)을 가볍게 해 주는 약

불안이나 우울증, 망상 등 정신적 요인이나 환경에 의해 일어나는 행동심리증상(BPSD)을 억제시키기 위한 향정신약이나 한방약을 처방하는 경우도 있다.

● 향정신약(항우울증약, 항불안약, 수면약)

효과 : 기분이 저하되어 의욕이 없어지거나 폭언이나 폭력 등 흥분이나 불면 증상을 완화시켜 주는 약이다.

주의 : 약의 작용은 개인차가 있어 강한 부작용이 나타나는 경우도 있다.

● **한방약**

효과 : 불안이나 망상, 이상한 흥분, 초조한 마음을 억제시켜 마음을 가라앉게 하는 약이 있다.

주의 : 향정신약보다는 완만하게 작용하여 부작용은 적다.

약물요법을 계속하는 경우에는 약의 부작용으로 몸 상태의 이상 유무를 잘 관찰하여야 한다. 조금이라도 마음에 걸리는 일이 일어났다면 즉시 의사와 상담한다. 여러 의료기관을 이용하는 경우는 투약수첩을 활용하여 함께 먹는 약의 정보를 확실하게 관리하도록 한다.

혈관성 인지증은 뇌혈관 질병으로 뇌혈관 장애를 일으키는 고혈압, 당뇨병, 지질이상증, 부정맥 등의 질병을 조절하여 뇌혈관 장애의 재발 방지 치료가 중요하다.

(6) 비약물요법

뇌 트레이닝

뇌를 자극함으로써 인지 기능의 저하를 예방하는 방법이다.

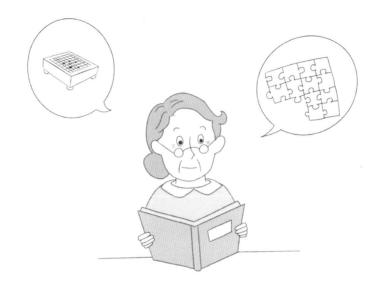

게임이나 퍼즐, 계산반복연습, 바둑이나 장기, 마작 등으로 뇌 트레이닝을 하도록 한다.

과거를 되돌아보면서 뇌에 자극을 주는 방법이다. 젊었을 때의 사진 등을 보면서 옛날 기억을 더듬으며 이야기를 듣는다. 당시의 추억을 누군가에 전하는 것으로 뇌가 활성화되어 기억을 되살리게 하고 마음을 안정시키는 방법이다.

작업요법

가사나 수공예, 원예 등 일상의 동작을 통하여 인지증의 진행을 지연시키는 방법이다. 간단한 집안일이나 정원 손질, 손뜨개, 그림 그리기 등 환자가 즐기면서 손끝을 사용하는 활동을 함으로써 뇌가 활성화되는 것으로 좋은 리허빌리테이션이 된다.

음악요법

음악을 듣고 노래를 부르는 것도 뇌를 자극하는 하나의 방법이다. 본인이 좋아하는 곡이나 추억의 곡을 듣는 것만으로도 마음의 안정 등 심리적 효과를 기대할 수 있다.

적당한 운동

스트레칭이나 체조 등 적당한 운동을 하는 것도 중요하다. 낮에 몸을 많이 움직여 밤에 숙면을 취하는 생활 리듬을 갖추면 한밤중에 배회하는 것을 방지하는 효과가 있다.

7) 인지증 환자를 돌보는 방법

환자의 가족이나 친구가 인지증으로 다른 사람처럼 되었다면 큰 충격을 받을 수도 있지만 인지증을 올바르게 이해하고 본인에게 맞는 치료를 계속한다면 돌보는 사람도 큰 부담은 느끼지 않을 것이다.

환자와의 올바른 접촉 방법

환자가 여러 번 똑같은 것을 반복해서 묻거나 엉뚱한 행동을 할 때 자기도 모르는 사이에 강한 어조로 대답하는 경우가 있을지 모르지만 화를 내거나 부정해서는 안 된다. 이야기가 틀려도 부정하지 말고 긍정적으로 받아주어야 한다.

인지증 환자를 돌보는 일은 정신적 부담이 크고 스트레스를 많이 받게 되므로 수시로 의사나 케어 매니저 등 제3자와 상담을 하거나 보험 서비스를 활용하는 등 환자를 돌보는 사람에게 부담이 되지 않도록 주의해야 한다.

제2장

인지증 환자 대처법

　고령자들이 인지증 상태가 되면 이해력이나 판단력이 떨어져 지금까지 잘하던 일을 잘 못하고 기억력이 떨어지면서 생각하였던 것도 잘 잊어버리게 된다.

　그때 가족들은 그의 변화를 즉시 받아들이지 않고 "어떻게 대처하여야 할지 모르겠다"며 고민하는 사람도 많은데, 여기서 인지증의 증상 예와 그 증상에 대한 대응, 그리고 인지증 환자가 받을 수 있는 서비스에 대해 알아보도록 하겠다.

1) 인지증에 의한 행동장애와 대응

　인지증 환자를 돌보는 가족 중에 인지증의 특징을 이해하고 적절히 대응함으로써 부담을 줄이는 사람도 있을 것이다. 먼저 인지증은 기억장애와 시간이나 장소를 알지 못하는 견당식 장애, 그리고 판단력의 저하로 인해 행동장애를 일으킨다. 그 결과 주위 사람들이 이해하지 못하는 행동들이 많이 발생한다. 여기서 그 구체적인 예와 대응을 살펴보겠다.

(1) 외출을 하려 하지 않거나 외출을 해도 트러블만 생길 때

원인과 대책

인지증의 중핵증상으로 우울증이나 의욕이 저하되어 외출을 하려 하지 않는 경우가 자주 발생한다. 낮에 활동량이 줄어들면 더 악화되기 쉬우므로 자주 말을 걸거나 환자가 할 수 있는 일을 부탁하는 것이 좋다.

외출할 때는 잘 넘어지거나 대소변을 참지 못하고 자기가 있는 장소도 알지 못하며 자기 앞에 있는 사람이 누구인지 몰라 불안해하거나 초조해할 수도 있다.

이외에도 다리와 허리가 아프고 체력이 약해져 지병이 있는 경우에는 더 자주 발병하는 등 신체적으로도 문제를 일으킬

가능성이 있으므로 주의 깊게 살펴보아야 한다.

① 트러블을 걱정하여 외출을 시키지 않는 것
② 트러블이 생기면 꾸짖고 나무라는 것

(2) 한밤중에 밖에 나가 배회할 때

원인과 대책

배회라고 하면 일반적으로 목적 없이 돌아다닌다는 의미가 있지만, 사실 환자 본인은 나름대로 목적이나 이유가 있다. 그래서 그것을 저지하기가 쉽지 않다.

예를 들어 집에 있으면서도 "자기 집에 가야 한다"며 자꾸 밖으로 나가는 것은 어렸을 때 살았던 자기 집을 생각하고 있을 가능성이 있다. 그때는 당사자의 이야기에 호응하며 "차라도 한잔 마시고 같이 가자"는 식으로 부정적인 말이 아닌 긍정적으로 대응할 말을 항상 준비해 두는 것이 좋다.

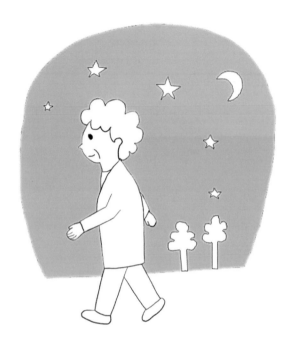

좋지 않은 대응

① "여기가 우리 집이야"라는 식으로 처음부터 당사자의
　말을 부정하는 것
② 밖에 나가려는 것을 억지로 못하게 막는 것

(3) 물건을 도둑맞았다는 망상, 피해망상이 심할 때

원인과 대책

인지증으로 기억장애가 나타나면 중요한 물건을 어디에 두었는지 모른다. 더욱이 케어를 받으면서 불편하거나 인지증으로 인한 고통으로 가족들에게 지갑을 도둑맞았다고 떼를 쓰는 등 피해망상이 일어날 수도 있다.

물건을 도둑맞았다고 하는 것은 가족에게 의지하고 싶지 않다는 정반대의 마음을 나타내는 것이라고 한다.

이런 때는 "그것 큰일 났네!" "함께 찾아보자"는 등 당사자에게 공감할 수 있는 말을 하면서 잃어버린 물건을 스스로 찾을 수 있도록 유도하는 것이 중요하다.

좋지 않은 대응

① "그런 일 없어요!" 하고 부정해 버리는 것
② 야단을 치거나 무시하는 것
③ 도둑 맞았다는 물건을 내보이며 무안하게 하는 것

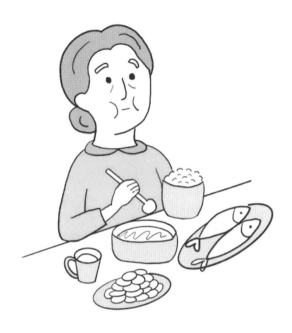

(4) 밥 먹은 것을 잊어버렸을 때

기억력의 저하에 따라 밥 먹은 것을 잊어버리는 경우는 자주 있는 일이다. 또 만복중추(滿腹中樞)의 장애에 의해 "배가 부르다"는 감각을 느끼지 못하는 경우도 있다.

무슨 일이 있어도 먹지 않으면 만족하지 못하는 상태가 이어진다면 한 번의 식사량을 줄여 여러 번 나누어 주는 것도 좋다. 또 시계를 보여 주며 "지금 오후 3시가 지났네요. 점심은 12시에 카레를 먹었잖아요. 맛있었지요?" 하고 구체적으로 이야기해 주는 것도 좋다.

좋지 않은 대응

① "아까 먹었잖아!" 하고 부정하는 말투
② 싫다고 할 때까지 밥을 주는 것

(5) 계절이나 기온에 맞지 않는 옷을 입을 때

원인과 대책

체온조절 기능 저하에 더하여 시간이나 장소의 인식이 없어지는 견당식장애와 판단력 저하 등으로 여름에는 겨울옷, 겨울에는 여름옷을 입는 경우가 있다.

이럴 때는 부정하거나 억지로 옷을 바꿔 입도록 하는 것이 아니라 아무렇지도 않은 듯 조언을 하는 것처럼 "이 옷 하나 더 입을까요!"라는 말로 자연과 계절에 맞는 옷을 입을 수 있게 하는 것이 중요하다. 또 집안에 달력이나 계절 장식을 하여 느끼게 하는 것도 좋다.

① "그 옷이 아녜요!"라고 부정하여서는 안 된다.
② 억지로 갈아입히려 해서도 안 된다.

(6) 가족이나 친구를 알아보지 못할 때

기억장애가 진행되면 가족이나 알고 있는 사람이라도 누구인지 알지 못하게 된다. 또 자기 나이조차 잊어버리는 경우도 있다. 패닉(공황)현상이 일어나지 않도록 당사자의 상황에 따라 주위를 맞춰 주어야 한다.

① "틀렸어요!"라고 잘못된 것을 고치려 하는 것
② 모른다고 바보 취급을 하는 것

(7) 자기 집에 있으면서 '집에 가자'고 할 때

인지증이 진행되면 자기 집에 있으면서 집에 가야 한다고 떼를 쓰는 것은 드문 일이 아니다. 인지증 환자는 기억장애나 견당식장애에 의해 지금 자기가 있는 장소가 어딘지 모르는 경우가 많다.

자기가 있는 곳에서 스트레스나 불안감을 느꼈을 때 집으로 돌아가고 싶어하는 증세가 나타날 수도 있다. 이사를 하여 환경 변화가 있을 때 그런 증상이 더욱 심해진다. 만일의 경우 밖으로 나가 버렸을 때의 대책으로는 '배회 예방 센서'를 몸에 달아 주거나 옷과 소지품에 이름을 써놓든가 이웃들에게도 말을 해놓는 것이 좋다.

좋지 않은 대응

① 큰 소리로 화를 내거나 못마땅해하는 것
② 떼를 쓴다고 나무라는 것

(8) 밤에 잠을 안 잘 때

인지증으로 수면장애를 보이는 것도 자주 있는 일이다. 밤에 잠이 안 와서 밖으로 나가려 하는 경우도 있다.

원인이 무엇인가를 생각하여 조금이라도 잠을 잘 수 있는 환경과 생활습관을 조성하여야 한다. 대부분의 경우 낮에 활동량이 떨어지고, 견당식장애에 의한 시간 감각의 상실 등이

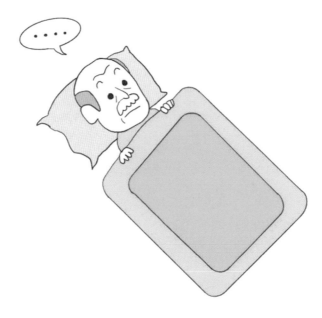

원인이다. 가능한 한 낮에 산책이나 잡담 등으로 활발하게 지내도록 생활 리듬을 고치도록 하고, 때로는 약의 힘을 빌리는 것도 생각할 수 있다.

좋지 않은 대응

① 화를 내거나 잠을 안 잔다고 바보 취급하는 것
② 억지로 자게 하는 것

(9) 환각(幻覺), 환시(幻視), 환청(幻聽) 등이 자주 발생할 때

원인과 대책

레비소체형 인지증에서 많이 나타나는 증상의 하나다.

구체적으로 사람이나 동물 등이 나타나는 경우가 많으며, 갑자기 일어나므로 당황할 수도 있지만 이야기를 잘 듣고 공감하여 주는 것이 좋다. 위험하지 않다는 것을 알려 주어 우선 안심시키고 당사자의 공포나 불안을 어떻게 없애 줄 것인가를 생각하는 것이 최선의 대응이다.

또 어두운 곳에서 일어나기 쉬운 증상이므로 방안의 조명을

밝게 하는 것도 효과적이다. 환시의 경우는 당사자나 주위 사람이 다가오거나 만져 주면 없어진다고 한다.

"아무도 없어요!" 하고 부정하는 것

(10) 길에서 잘 넘어지거나 보행이 불안정할 때

레비소체형 인지증은 파킨슨병과 같은 증상이 나타나는 경우가 많다.

발부리에 채여 넘어져 다치게 되면 일어나지 못하고 누워 지내게 되는 경우도 발생한다. 집에 슬로프나 난간을 설치하는 등 배리어 프리(barrier free) 환경을 만들어 놓는 것이 좋다.

위험하다고 외출 기회를 줄이는 것

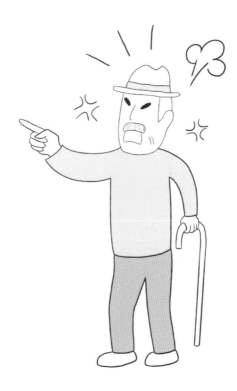

(11) 흥분과 초조, 폭언 및 폭력이 잦을 때

인지증은 뇌 기능이 떨어져 생각한 것이 잘 전달되지 못하고 자제심이 작동하지 않아 갑자기 화를 내는 경우가 많다. 답답한 심정에서 오는 불안한 마음을 잘 표현할 수 없어 폭언이나 폭력적 행동으로 이어지는 경우가 많다. 다른 사람은 화를 내는 이유를 짐작하지 못해도 본인은 반드시 이유가 있는 것이다.

이런 때는 조금 거리를 두고 마음을 가라앉게 한 다음 냉정을 되찾았을 때 분노나 불안한 원인을 물어 해결하도록 노력하여야 한다.

좋지 않은 대응

① "왜 그런 짓을 하니?" 하고 말다툼 하는 것
② 완력으로 억제하려는 것
③ 큰 소리로 질책하는 것

(12) 고집을 부릴 때

원인과 대책

인지증 환자의 특징 중 "이렇게 하지 않으면 안 된다"는 강한 고집을 부리는 경우가 많다. 그 이면에는 스트레스가 있다는 것이다. 그래서 그 요인을 배제하려 하거나 제3자를 개입시킬 수도 있고 또 다른 일로 관심을 옮기는 대책을 생각할 수도 있지만, 마지막 수단으로는 그냥 내버려두는 수밖에 없다.

이것을 부정하고 못하게 하면 보다 더 완고하게 반발하거나 다른 증상이 악화될 수도 있으므로 상대방의 뜻을 잘 맞추어 대응하는 것이 좋다.

좋지 않은 대응

① 고집을 부정하는 것
② 고집을 버리도록 설득하는 것

(13) 돌봄을 거부할 때

원인과 대책

돌봄을 거부하는 것은 대부분 불안에서 오는 경우다. 본인이 안심할 수 있도록 개선하면 대부분의 경우 증상이 회복된다. 도와줄 때는 "무엇 때문에 무엇을 하는지"를 알기 쉽게 설명한다. 당사자가 납득이 되면 증상은 해소될 것이다.

예를 들어 밥 먹는 것을 싫어할 때 전에 사용하던 식기나 수저를 사용하면 안심하기도 한다. 작은 환경 변화라도 불안을 느낄 수 있으므로 주의해야 한다.

① 돌봄을 받고 있는 환자의 기분을 고려하지 않는 것
② 돌보는 사람의 주장만으로 돌봄을 강압하는 것

(14) 목욕을 하려 하지 않을 때

원인과 대책

기억장애 증상이 나타나면 목욕탕에 들어왔는지 어떤지조차도 알지 못한다. 또 사고력이나 판단력이 떨어져 자기 몸이 더러워져도 객관적으로 그것을 이해하지 못하기 때문에 목욕탕에 들어가는 것을 거부하는 것이다.

대책으로는 목욕탕에 들어갈 것을 강요하지 말고 "약을 바른다"거나 "발톱을 잘라야겠다"는 등의 이유를 붙여 욕실이나 탈의실까지 유도한 후 "욕탕에 물을 받아 놓았는데 어때요!"와 같이 부드럽게 유도한다.

① "더러워졌으니 목욕탕에 들어가요!"와 같이 기분을 안 좋게 하는 말을 하는 것

② 억지로 옷을 벗기거나 목욕탕에 들어가게 강요하는 것

(15) 화장실 가기 전에 배설을 할 때

원인과 대책

인지증에 걸리면 대소변을 보고 싶은 느낌이 둔해진다. 또 소변을 보고 싶다고 느껴도 의사 전달을 할 수가 없어, 자주 화장실로 유도해도 본인은 그런 마음이 없는데 끌려가는 것으로 기분 나쁘게 생각한다. 그런 말이 반복되면서 화장실에 가는 것을 거부하는 것이다.

화장실 가는 시간이나 변을 보고 싶어하는 징조를 기록해 두었다가 타이밍을 가늠하여 유도하면 차차 개선될 수 있다.

좋지 않은 대응

① 대소변을 실패하였을 때 자존심을 상하게 하는 것

② 돌보는 사람 마음대로 화장실로 유도하는 것

(16) 밤이 되면 큰 소리로 떠들 때

원인과 대책

인지증에 걸리면 불안하여 밤에는 잠이 오지 않고 낮과 밤이 역전되어 잠을 못 자는 경우도 많다. 불안한 기분을 제거하고 규칙적인 생활을 촉구하면 개선을 기대할 수 있다.

낮에는 가능한 한 햇볕이 잘 들어오는 밝은 방에서 지내도록 하고 될 수 있으면 산책이나 데이케어 서비스에 나가도록 하는 것도 좋다. 밤에 푹 잘 수 있도록 낮에 몸을 많이 움직이게 하고 침실의 조명이나 소리, 인테리어 등을 안정된 분위기로 바꾸어 주는 것도 효과적인 대책이다.

좋지 않은 대응

① 밤에 안 자는 것을 나무라거나 불안감을 주는 언동
② 낮에 자게 하거나 불규칙한 생활을 허용하는 것

(17) 물건을 한꺼번에 많이 사들일 때

원인과 대책

인지증으로 판단력이 떨어지면 사기를 당할 가능성이 많다. 상대방의 말에 혹하여 필요없는 물건을 한꺼번에 많이 사들이는 것이다.

그리고 스스로 돈관리를 할 수 없는 경우에는 특히 주의해야 한다. 다른 사람과의 교류가 없어 외로움을 느끼거나 점점 사회성이 떨어지는 고령자는 더욱 사기를 당할 가능성이 높다.

이에 대한 대책으로는 돈관리를 가족 중 다른 사람이 하거나, 성년 후견인제도를 이용하는 방법도 있다.

좋지 않은 대응

① 사기당한 것을 따지거나 질책하는 것
② 본인의 의사를 무시하고 돈을 사용할 수 없도록 하는 것
③ 쓸데없는 물건을 샀다고 화를 내는 것

(18) 주방 등의 불을 켜거나 끄는 것을 잊어버렸을 때

원인과 대책

가스불을 켜놓고 요리를 하려고 한 것조차 잊어버려 화재로 이어지는 경우도 있다. 당사자는 왜 그런 일이 일어났는지 이유를 알지 못하므로 사전에 대책을 마련해 두는 것이 중요하다. 실내에 화재경보기를 설치하거나 자동소화기능이 있는 기구를 사용하도록 한다.

좋지 않은 대응

① 요리를 금지하는 것
② 화를 내거나 야단치는 것

(19) 무엇을 하는 시간인지 알지 못할 때

원인과 대책

시계를 읽을 줄은 아는데 무엇을 하는 시간이냐고 물어보면 모르는 경우가 많다.

'12시가 되었으니 점심때'라는 것을 알지 못한다는 것을 이해하고 "점심 먹을 시간이에요"라고 말을 걸도록 한다.

지금 무엇을 하는 시간이라는 것을 알리는 것처럼 날마다 의사소통하는 방법을 연구하도록 한다.

좋지 않은 대응

① 초조하여 화를 내는 것
② 모르는 것을 바보로 취급하는 것

(20) 인지증 환자와 의사소통을 할 때 주의할 점

인지증에 걸린 사람은 항상 불안해한다. 그러므로 일상생활에서의 불안 요소를 제거하면 많은 증상이 개선된다.

평소 의사소통을 할 때 조심하여 접촉하도록 하고, 식사를 하거나 목욕을 할 때처럼 무엇을 시작하기 전에 미리 당사자에게 알기 쉬운 말로 알려 주고, 잊어버릴 것을 예상하여 반복해서 이야기한다.

또 당사자가 나름대로 생각하여 말한 것은 설령 틀린 말이라 해도 절대로 부정하지 말고 받아들이는 것이 중요하다.

"글쎄" "하지만" 등의 말은 요주의 사항이다. 설사 실패하거나 잘 되지 않은 경우라도 나무라지 말고 자존심에 상처를 주는 언동은 조심하는 것이 좋다.

2) 인지증의 9개 법칙

인지증 환자를 돌보면서 "가능한 그들의 세계를 파괴하지 않기 위해" 인지증의 특성을 이해하고 또 환자를 돌보면서 얻게 되는 스트레스를 완화시킬 수 있는 인지증의 9개 법칙에 대해 알아보겠다. (杉山孝博, 《인지증의 9대 법칙 50증상과 대응》 참고)

(1) 기억장애에 관한 법칙

인지증 환자는 행동이나 체험 그 자체를 잊어버린다는 법칙이다. 인지증의 기억장애와 건망증의 큰 차이는 자기가 한 일 자체를 기억하느냐 못하느냐 하는 차이다. 건망증은 체험한 것은 알고 있고 세세한 것들이 생각나지 않는 것이고, 인지증은 체험한 것 자체를 알지 못한다는 것이다.

이러한 증상이 있는 사람을 돌보는 데 중요한 것은, 상실된 기억은 당사자로서는 사실이 아니라는 점이다. 주위에서 틀림없는 진실이라 하여도 당사자의 인식과는 다른 경우가 있다는 것을 기억해 두라는 법칙이다.

(2) 증상의 출현 강도에 관한 법칙

인지증 환자의 증상은 돌보는 사람 등 자기와 가장 가까이 있는 사람에 대하여 강하게 나온다는 법칙이다. 손님이나 의사 등 자주 마주치지 않는 사람이나 가족이라도 직접 돌보지 않는 사람에게 가벼운 증상을 보이는 것은 이 때문이다. 그 이유는 판명되지 않았지만 자기와 가까이 있는 사람에게 믿고 응석을 부리는 것이라고 한다.

이 특징을 알지 못하면 돌보는 사람에게는 대단히 큰 스트레스가 될 뿐 아니라, 인지증이 진행되면서 주위와 인식의 틈이 생기는 등 여러 문제가 발생한다는 법칙이다.

(3) 자기유리의 법칙

인지증 환자 대부분이 자기에게 불리한 것은 절대로 인정하지 않고, 아무렇지도 않게 거짓말을 하거나 변명을 한다는 법칙이다.

이것은 인지 기능이 떨어지면서 상대방의 감정에 공감이 안되거나 거짓말을 거짓말로 생각지 않는 경우도 있고, 또 자기의 능력이 떨어졌다는 것에 대한 자기방위를 하고자 하는 데서오는 경우도 있다. 이때 불쾌할 수도 있지만 할 수 없는 일로돌리고 다투지 않도록 대응하는 것이 중요하다.

(4) 이면성(二面性) 증상의 법칙

인지증 증상이 나타날 때도 있고 그렇지 않을 때도 있어 이랬다저랬다 혼재되는 증상을 말한다. 이러한 이면성은 돌보는사람에게 혼란을 가져오게 한다.

인지증 환자의 말이나 행동을 정상이냐 아니냐로 구분하려는 것이 아니라, 어디까지나 인지증 환자를 상대로 하는 것이라는 생각이 중요하다. 이러한 혼란을 일으키지 않고 돌보는 것이 중요한 요령이다.

(5) 감정 잔상의 법칙

인지증 환자는 금방 일어난 일을 바로 잊어버린다. 그러나 그 일로 발생한 감정은 얼마동안 남아 있다는 법칙이다. 따라서 돌보는 사람이 올바른 이야기를 해도 그건 잊어버리고 잔소리를 들었다는 안 좋은 생각만 계속 남아 있는 것이다. 바꾸어 말하면 돌보는 사람에게 긍정적인 인상을 안겨 주게 함으로써 원활한 돌봄이 될 수 있음을 암시하는 것이다.

(6) 고집의 법칙

인지증 환자가 한 가지 일에 고집을 세우기 시작하면 그 고집을 버리기가 쉽지 않다는 법칙이다. 이런 때 그 고집을 부정하거나 버리도록 설득하면 더 고집을 부리거나, 설득하려는 사람에게 스트레스를 쌓이게 하는 경우도 있다. 인지증 환자의 고집을 인정하면서 그것을 어떻게 완화시킬 것인가, 그렇지 않으면 주의를 돌리게 하는 등 간접적인 대응을 생각할 필요가 있다.

(7) 작용 반작용의 법칙

인지증 환자를 상대로 강한 대응을 하였을 때 강한 반발로 돌아온다는 법칙이다. 리허빌리테이션 등 상대방을 위해 한 일이지만 당사자는 고통으로 받아들이며 반항하게 되는 것이다.

강한 반응으로 돌아왔을 때는 자기가 그만큼 고통스러운 일을 상대방에게 하고 있는 것으로, 인지증 환자와 돌보는 사람이 서로 맞보는 거울로 생각하여 지나친 대응을 하지 않도록 주의해야 한다.

(8) 인지증 증상의 양해 가능성에 관한 법칙

인지증 환자의 언동은 언뜻 보기에 맥락이 없어 이해하기 어렵고 곤혹스러울 때도 많지만, 인지증의 특징을 생각하면 대부분 이해할 수 있고 설명도 가능하다는 것이 이 법칙이다.

특히 그런 언동을 하게 된 이유나 배경을 알게 됨으로써 한층 더 깊이 이해할 수 있게 된다는 것이다. 그래서 인지증 환자의 언동을 받아들일 수만 있다면 환자도 온순하게 대응할 것으로 보고 있는 것이다.

(9) 노화 진행에 관한 법칙

인지증 환자의 노화 속도는 그렇지 않은 사람에 비해 3배 빠르다고 한다. 일본에서 인지증 고령자 집단과 정상 고령자 집단을 추적 조사해 보니 인지증 집단은 4년 후 사망률이 83.2%이고 정상 집단은 28.4%인 것으로 정상 집단에 비하여 3배 가까운 결과로 나타났다. 돌봄 초기에는 건강한 사람이라도 언제까지 그 상태가 유지된다고 볼 수 없다는 것이다.

3) 인지증 환자 가족들의 심리단계

인지증 환자를 돌보고 있는 가족이 안고 있는 고통의 하나는 우선 앞이 안 보인다는 것이다. 이제 어떻게 될 것인가? 대부분

어둠속을 더듬어 나아가는 것 같은 심정이다. 이때 환자 가족들이 알아 두어야 할 4개의 심리단계를 숙지하고 있으면 크게 도움이 될 것이다.

가족 중 한 사람이 인지증으로 확진되고 난 후 그 가족이 여러 가지 심리상태를 거치고 난 다음 마지막으로 당사자의 인지증을 받아들이면서 마음이 진정될 때까지 단계를 정리한 것이다. 지금은 어떤 상태인지 객관적인 목표가 되고 냉정을 되찾을 수도 있을 것이다.

(1) 당황하며 부정하는 단계

인지증이 발병되면서 가족들이 그 변화에 당황하는 시기다.

인지증일 거라고 머리로는 이해하지만 진단을 받고 난 다음에도 "설마 그럴 리가 없어", "다른 질병의 영향일 거야"라고 인지증을 부정하거나 "이러다가 금방 나아질 거야"라고 증상을 부정하는 경우도 있다.

"지금부터라도 예방에 힘쓰면 나아지겠지" 하며 여러 가지 정보를 수집하여 노력하는 경우도 있으나, 점차 부정할 수 없을 정도로 인지증이 진행되면 다음 단계로 옮겨 간다.

(2) 혼란, 분노, 거절하는 단계

잇달아 나타나는 증상과 변해 가는 상황에 "도대체 왜 그래?" "어떻게 대응해야 할까?" 하고 정신적으로 혼란스러운 가운데 많은 일을 계속 처리하는 한편, 말없이 진행되는 인지증 증상을 나타내는 당사자도 화를 내고 만다. 그 결과 "왜 내가 이런 생각을 하지 않으면 안 될까?" 하고 절망하여 당사자는 물론 도움을 주려는 사람조차 거절해 버리는 경우가 생긴다.

그러나 자기 혼자 고생하면 원만하게 수습될 거라고 고집하는 경우, 언뜻 보기에는 익숙하게 잘 돌봐주는 것처럼 보이는 사람도 있으나 이 단계는 사회적 연계가 특히 중요한 시기다.

잇달아 일어나는 증상을 적절하게 판단하여 대처요령을 알려 주는 사람들이나, 간병의 부담과 피로를 감소시키는 각종 서비스와 앞으로 일어날 일들을 미리 전해 주는 동료, 그리고 돌봄가족모임 등과도 연계하여 부담 없이 환자를 마주볼 수 있게 되었다면 다음 단계로 옮겨 간다.

(3) 결단과 함께 단념하는 단계

여전히 부담감은 있지만 인지증을 특별한 비극이라 할 것도 아니고 이제는 헤아릴 수 있는 단계가 되었다.

인지증은 계속 진행하는 질병으로 예방이나 치료가 안 된다고 체념하는 반면, "그것을 어떻게 잘 다루면 좋을까?" 하는 생각과 함께 인지증 환자와 함께 살아가는 것을 수용하기 시작하는 단계다.

"만약 이 인지증이 발병되지 않았다면 내 인생은 어떻게 되었을까?" "다른 인지증 가족도 이런 고생을 하고 있을까?"라는 생각도 스쳐 지나면서 인지증에 걸렸어도 여전히 사랑스러운 가족이라는 것을 생각하고 현재 상태를 긍정하면서 다음 단계로 옮겨 간다.

(4) 수용하는 단계

인지증 환자를 돌보고 있는 자기 자신과 인지증을 수용하여 그 가치를 인정하는 것이다. 인지증에 걸린 어머니를 처음으로 있는 그대로의 어머니임을 알게 되었다면서 "인지증을 돌보는 일을 하지 않았다면 느끼지 못했을 것"이라는 사람도 있다.

언젠가는 자기도 걸릴지 모르는 인지증, 있는 그대로의 당사자와 함께 살아온 자기 자신의 모든 것을 받아들이며 더욱 미래를 생각하게 되는 단계다.

누구라도 이와 같은 단계를 어려움 없이 지나갈 수는 없다. 또 이것은 반드시 일방통행이 아니라 때로는 전 단계로 돌아가거나 줄곧 같은 자리에 머물러 있기도 한다.

또한 언젠가는 받아들이게 될 것을 생각하면서 인지증 환자와 함께 천천히 살아나갈 하나의 지표로서 가슴에 담아두는 것도 좋을 것이다.

4) 인지증 환자를 즐겁게 돌보기 위한 7가지 원칙

환자에게는 부드럽게, 케어하는 사람에게도 기분 좋게 하는 인지증 환자를 즐겁게 돌보기 위한 7가지 원칙을 제시한다.

(1) '느긋하게 천천히'라는 말을 항상 유의하라

인지증은 뇌의 정보처리속도가 떨어지기 때문에 당사자는 영화를 빠르게 돌려보는 것같이 어수선하게 느껴진다. 하지만 환자는 이해하려 노력하고 있으므로 당사자의 마음이나 뇌도 피로할 수밖에 없다. 그 결과 점점 이해하는 시간이 지연되고 혼란과 초조감만 더해져 마침내 마이너스의 악순환에 빠져 버리게 된다. 돌보는 사람이 대화나 동작을 '느긋하게 천천히' 하면 환자가 놀랄 정도로 온순해지는 경우도 있을 것이다.

(2) 오감을 활용하여 의사소통을 하라

우리는 말로만이 아니라 언제나 오감에 의해 정보를 받아들인다. 귀로 듣지 못하면 눈으로 집중하고, 눈이 안 보이면 귀로 집중하는 것처럼 인지증 환자도 저하된 정보처리기능을 보충하기 위하여 오감 정보에 의존한다. 따라서 인지증 환자는 언제나 오감을 사용하여 마음의 안테나를 힘이 있는 대로 넓히고 있는 것이다.

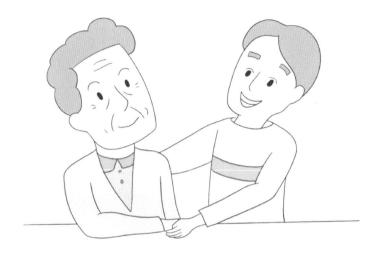

(3) 감정을 공유하며 부드럽게 대하라

사람에게는 정동조율(情動調律)이라고 하여 상대방의 감정을 간파하고 자기 감정을 맞추는 능력을 갖고 있어 인지증에 걸렸다 해도 없애기 어려운 것이다. 오히려 인지증 환자와의 감정 커뮤니케이션은 한층 더 중요하다.

환자가 불안해할 때 돌보는 사람이 부드러운 감정을 보이면 환자도 차차 안심하게 되므로, 화가 났을 때 부드럽게 대응함으로써 부드럽게 만드는 것이다. 표정이나 감정의 공유를 의식하면 안심감을 주어 부드럽게 대하게 된다.

(4) 환자의 인식이나 마음의 세계를 이해하라

객관적으로 현실이 아닌 인식이나 생각을 망상이라고 한다. 이러한 망상이 환자를 생각과 다른 행동을 하게 하는 경우가 있다. 그러나 환자는 그것을 틀림없는 현실로 생각하고 있으므로 무조건 부정하지 말고 일단 받아주면서 환자가 제대로 인식하도록 하는 요인을 찾는 것이 중요하다. 돌봐주는 사람이 환자에게 이해하려는 태도를 보이며 신뢰하고 안심하게 만드는 것이다.

(5) 알기 쉽게 조정하라

인지증 환자는 눈이나 귀에 이상이 없어도 그것을 받아들이는 뇌 기능이 떨어지면서 인식 능력도 낮아져 주변 상황을 대단히 애매하게 인식하고 있다.

어둑어둑한 가운데 작은 불빛만 켜져 있는 것처럼 느끼거나, 귀마개를 한 것같이 상대방의 말이 어렴풋이 들려온다면 누구라도 주위를 정확하게 이해할 수 없을 것이다. 거기에다 인지증 환자는 주의력과 집중력도 떨어져 있다.

알기 쉬운 말로 집중할 수 있는 환경을 만들어 주고 주변에 낯익은 것들은 바꾸지 않도록 하여 안심하며 지낼 수 있게 하여야 한다.

⑹ 둘도 없는 유능한 존재라는 것을 느끼게 하라

인지증 환자는 아무것도 모르니까 편안할 거라고 오해하는 사람도 있는데, 실제 당사자는 자기 마음과 같이 되지 않는 것과 알지 못하는 것이 점차 늘어나면서 자기가 낯선 사람이 되어 가는 것이라 생각하고 심한 불안과 절망을 느낀다.

역할이나 업무 등을 통해 자신도 도움을 줄 수 있다는 존재 의식을 갖게 하고, 다른 사람을 위해 무엇인가를 할 수 있다는 생각을 갖게 하면 이 세상에 둘도 없는 존재라는 것을 느끼게 되어 불안이나 절망을 감소시키는 데 많은 도움을 줄 수 있게

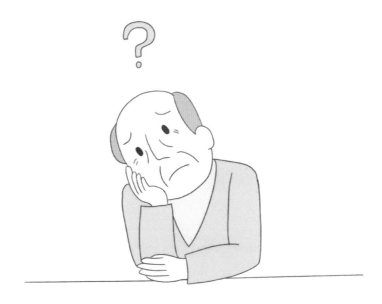

된다. 옛날 노래나 사진 등을 통하여 환자에게 힘을 불어넣는 것도 좋은 방법이 될 수 있다.

(7) 외부와 연계를 가져라

인지증이 진행되면서 커뮤니케이션이 어렵게 되면 행동 범위가 좁아지고 사회적 유대도 점점 사라져간다. 시시한 세상 이야기나 인사 교환, 낯익은 사람과의 만남 등은 평소 하찮게 생각되는 일이나 이러한 유대도 인지증 환자로서는 얼마 남지 않은 보물인 것이다.

인지증 환자도 외출하여 점잖은 얼굴을 보여 주는 것은 환자의 사회성을 유지시키기 위해서도 중요한 기회가 된다. 물론 가족들이 고립되지 않도록 하는 것도 도움이 되지만, 주위 사람들도 인지증 환자와 접촉하여 그들을 대하는 방법을 배운다는 사회적 의의도 있을 것이며, 인지증 환자나 가족이 사회와 연계된다는 것은 사회가 보다 더 잘 변화되어 가기 위한 것으로 중요한 초석이 될 수 있을 것이다.

앞에서 여러 가지 마음가짐이나 원칙을 말하였지만 그러나 제일 중요한 것은 인지증 환자를 돌보고 있는 '당신'의 미소 띤 얼굴이다. 가족이나 주위의 밝은 얼굴은 환자의 얼굴에 웃음을 짓게 만들고 환자의 웃는 얼굴은 불안을 완화시켜 인지증 진행을 지연시키며 생활의 질도 크게 높여 주게 될 것이다.

2. 인지증 케어의 새로운 상식

인지증 환자를 어떻게 돌봐야 할지 고민하고 있는 가족들이 많을 것으로 본다. 그래서 인지증 환자 대응에 필요한 인지증 케어의 새로운 상식으로 휴머니튜드(Humanitude)에 대해 소개하려고 한다.

1) 휴머니튜드란

휴머니튜드는 프랑스의 체육학 전문가인 이브 지네스트와 로제 마레스코티가 개발한 새로운 케어 기법이다. 이 두 사람은 병원 직원들의 요통예방 프로그램 지도자로 프랑스 문교부에서 파견된 이후 이 분야의 업무를 시작하게 되었다.

이들이 케어 현장에서 먼저 착안한 것은 전문직들이 환자들에게 "무엇이든 다 해 주고 있다"는 것이다.

예를 들면, 서 있을 수 있는 환자를 뉘어 놓고 물수건으로 몸을 닦아 준다거나, 걸어다닐 수 있는 환자에게 휠체어를 타도록 권하는 것이다.

두 사람은 본인이 가지고 있는 능력을 가능한 사용하게 함으로써 그 사람의 건강을 향상시키고 유지할 수 있을 거라는 생각에 "환자가 가지고 있는 능력을 빼앗지 않도록" 하는 여러 가지 연구를 거듭하면서 현장에서 케어를 실행하였다.

인지 기능이 떨어져 신체적으로도 허약한 고령자들을 케어할 때, 어느 때는 순조롭게 받아들이는가 하면 어느 때는 심하게 거절하는 경우도 많다. 두 사람은 그 원인을 계속 관찰한 결과 케어가 잘될 때와 잘 안될 때 '보는 방법', '이야기하는 방법', '접촉하는 방법'이 모두 달랐다는 것에서 원인을 찾았다.

사람은 '선다'는 것에서 생리학적인 효과뿐만 아니라 '사람다움', 결국 존엄이 유지된다는 것에서부터 4가지 요소, 즉 본다, 이야기한다, 접촉한다, 선다는 것을 '케어의 4가지 기둥'으로 이름붙였다.

그래서 케어를 일련의 절차로 완성시켜 '케어 5단계'로 구성한 케어 커뮤니케이션 기법을 생각해 낸 것이다. 좀 특별한 것은, 휴머니튜드는 이론이 선행한 것이 아니고 처음부터 케어 현장에서 실패를 거듭한 끝에 탄생한 것이다. 그러나 아무리 기술이 있다 하여도 사용 방법이 틀리면 아무것도 되지 않는다는 것을 두 사람은 깨달았다.

1948년 UN에서 채택된 세계인권선언에 "모든 사람은 태어날 때부터 자유롭고 또 존엄과 권리에 있어서도 평등하다. 모든 사람은 이성과 양심을 가지고 있으므로 서로에게 형제애의 정신을 가지고 행동하지 않으면 안 된다"(세계인권선언 제1조)라고 정해져 있다.

케어 현장을 되돌아볼 때 앞에서 말한 것처럼 물수건으로 몸을 닦아 주는 일이나, 약을 먹이는 일, 그리고 식사 돌보기 등에서 언제나 싸우는 것 같은 상황에서도 케어를 받는 사람과 케어를 하는 사람 사이에는 자유, 평등, 우애의 정신이 존재하여야 한다는 것이며, 케어하는 사람이 주는 이념과 철학이 실제 행동에 반영되어 "자기가 생각하는 것과 실제로 하고 있는 일을 일치시키기 위한 수단"으로 이 기술을 사용하고자 한 것이다. 이런 생각 끝에 그들은 하나의 철학으로 '휴머니튜드 (Humanitude)'라는 이름을 붙였으며, 휴머니튜드란 '인간다움을 되찾는다'는 뜻의 프랑스어로 새로 만들어 낸 단어다.

이 두 사람은 2012년 2월 일본 동경의료센터를 방문하여 환자를 케어해 준 적이 있는데, 그 후 이 센터에서는 정기적으로 '휴머니튜드 연수'를 실시하여 새로운 케어 기법으로 주목받고 있다.

2) 휴머니튜드의 목표

휴머니튜드에서는 케어하는 사람을 "심신에 문제가 있는 사람을 케어하는 프로"라고 정의하고 케어 프로로서의 목표를 제시하고 있다. 다음은 케어 프로에게 제시한 세 가지 목표다.

첫째, 환자의 심신 회복을 목표로 한다.
일어나지 못하고 누워만 지내면 근육의 힘이 떨어지고 관절의 가동 범위도 좁아지는 등 증상을 더욱 악화시키는 원인이 되므로 조금이라도 서 있을 수 있다면 서 있게 하고 몸을 씻기는 등 심신의 회복을 위한 생활을 하게 할 것.

둘째, 기능을 유지한다.

신체기능을 조금이라도 유지하기 위하여 될 수 있는 한 휠체어 등을 사용하지 말고 걸어다니는 것을 매일 행동 요강으로 할 것.

셋째, 끝까지 가까이 다가선다.

심신 회복이나 신체기능 유지가 어렵게 되었을 때 얼마 남지 않은 힘을 뺏기지 않도록 조심하면서 될 수 있는 한 다정하게 최후를 맞이할 수 있도록 가까이 다가설 것.

3) 휴머니튜드의 기본과 4개의 기둥동작

인지증 환자가 케어를 거부하는 이유

인지증 환자로부터 케어를 거부당하는 이유의 하나는 인지 기능의 저하에 있다. 인지 기능이 떨어지면 케어의 의도를 이해시키는 데 시간이 걸린다.

휴머니튜드 연수에서는 상대방에게 확실히 전달하는 화법이나 접촉하는 방법을 훈련하고 있으므로, 이 케어 기술을 꾸준히 사용하면 인지증 환자와 좋은 관계를 구축하게 되며, 관계가 좋아져 차츰 "이 사람과 함께 있으면 기분이 좋다"는 감정 기억이 환자에게 남아 케어를 쉽게 받아들일 수 있게 된다는 것이다.

4개의 기둥동작

4개의 기둥동작이란 환자에게 "당신을 소중히 생각하고 있다"는 것을 알 수 있도록 전달하는 하나의 기술이다.

상대방을 아무리 소중히 여기거나 다정하게 대하고 싶어도 그 마음을 상대방이 이해할 수 있도록 표현하지 못하면 전달되지 않는다. 여기서 중요한 것은 이 4개의 기둥동작 가운데 하나만 가지고는 잘 안 된다는 것이다. 케어를 할 때는 이 기둥동작 여러 개를 동시에 실행하는 것이 중요하다. 이것을 '멀티 모달 케어'라고 부르는데, '복수(멀티), 요소(모달)'를 사용한 의사소통 케어를 말한다.

케어라고 하면 폭넓은 개념으로 의료, 돌봄과 관련된 전문직이나 가족이 지원하는 것을 모두 케어라고 할 수 있다. 우리는 누군가와 의사소통을 할 때 무의식중에 '언어' 또는 '비언어'

로 메시지를 상대방에게 전달한다. 특히 케어를 할 때는 '비언어' 메시지가 중요한 역할을 한다.

휴머니튜드에서는 이 언어, 비언어 메시지를 양방향에서 주고받는 의사소통에 따라서 케어하는 사람과 받는 사람의 관계를 좋아지게 구축하는 것을 목표로 하고 있다.

휴머니튜드는 다음 4개의 동작을 기본으로 하고 있다.

(1) '본다'는 기술

인지증 환자 케어에 있어서 '본다'는 행위는 대단히 중요하다. 왜냐하면 '안 본다'는 행위는 상대방의 존재를 부정하는 메시지가 될 수 있기 때문이다. 비언어적 전달방법인 '본다'의 동작으로 전해지는 메시지는 다음과 같다.

똑같은 눈높이에서 볼 때는 '평등한 존재라는 것'을 의미하고, 가까이에서 볼 때는 '친한 관계라는 것', 그리고 정면에서 볼 때는 '상대방에 대해 정직하다는 것'을 전하고 있는 것이다.

바꾸어 말하면 침대에 누워 있는 사람에게 서서 말을 하면 그렇게 할 의도는 없었다 해도 내려다보는 것으로 '내가 당신

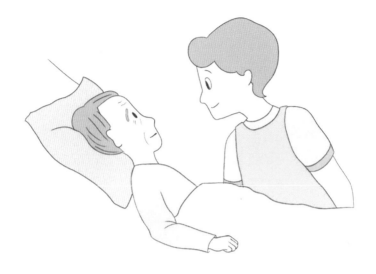

보다는 낫다'는 비언어적인 부정적 메시지가 전해진다는 것이다. 될 수 있는 한 눈과 눈을 마주침으로써 적극적인 면과 애정이 전달된다. 휴머니튜드에서는 1.5초 이상 서로 응시하라고 한다.

(2) '이야기한다'는 기술

이야기할 때는 천천히 친절하게 이야기하도록 해야 한다.

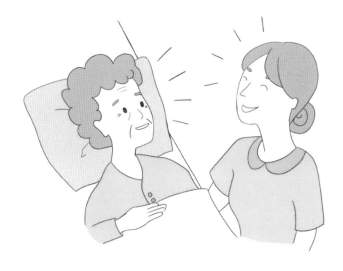

대답이 없을 때나 의식적으로 반응을 안 보일 때는 케어를 하고 있는 사람의 손을 움직여 말을 중단하지 않도록 하는 것도 하나의 방법이다.

"왼팔을 조금 올리겠어요"라고 말하거나 "따뜻한 물수건으로 왼쪽 손등을 닦아 드릴게요!"와 같이 말을 반복하는 것은 케어 받는 사람이 '자기 존재'를 새삼 인식하게 하는 중요한 기회가 되는 것이다.

케어를 할 때 "가만히 좀 있어요"라든가 "곧 끝나요"라고 말하기 쉬운데, 이런 말 속에는 본의 아니게 "나는 지금 당신에게 명령을 하고 있습니다"라는 메시지가 포함되어 있다는 것이다. 이렇게 해서는 상대방에게 다정함을 전할 수 없다.

'이야기한다'고 할 때는 일 때문이 아니라 상대방을 소중하게 생각하고 있다는 것을 전하기 위한 기술로 사용하고 있는 것이다.

낮은 목소리는 '안정된 관계'를 나타내고, 크게 내지 않는 목소리는 '온순한 상황'을 전하는 것으로 전향적인 말을 골라서 하면 케어를 하는 동안 '기분 좋은 상태'가 계속 이어질 수 있을 것이다.

(3) '접촉한다'는 기술

애인과 접촉할 때처럼 다정하게 감싸주는 동작으로 접촉하도록 하자. 갑자기 붙잡거나 하면 환자에게 그러할 의도는 없었다 하여도 공격적인 인상을 줄 염려가 있다.

케어를 할 때 옷을 갈아입힌다거나 보행을 도와줄 때 우리는 반드시 상대방에게 손을 댄다. 그때 상대방을 잡고 있다는

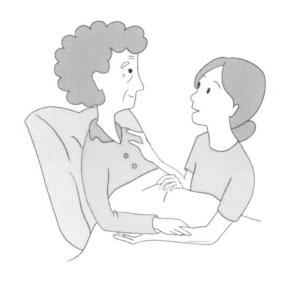

것을 우리는 의식하지 않지만 잡는 행위는 상대방의 자유를 빼앗는다는 것을 의미하는 것으로 인지증 행동심리 증상의 실마리가 되는 경우가 많다.

접촉하는 것도 상대방에게 메시지를 전하는 것이므로 상대방을 소중하게 생각하고 있다는 것을 전하는 기술로 사용하도록 해야 한다.

접촉하는 부위도 의사소통의 중요한 요소다. 가능한 한 둔감한 곳(등이나 어깨, 장딴지 등)부터 접촉하기 시작하여 차차 민감한 곳(손이나 얼굴 등)으로 옮겨 가는 것이 바람직하다.

또 접촉할 때는 피부의 접촉 면적을 될 수 있는 대로 넓게 하면 더 안심감을 주게 된다. 갑자기 손이나 등과 같은 민감한 부분을 접촉하면 움찔하고 놀라게 할 염려가 있다.

(4) '선다'는 기술

사람은 직립하는 동물이다. 서 있기 때문에 신체의 여러 가지 생리기능이 충분히 활동하도록 되어 있다. 더욱 선다는 것은 '인간다움'의 표출의 하나라고도 할 수 있다.

하루에 20분 정도 서 있을 수 있다면 일어나지 못하고 누워만 지내게 되는 것은 면하게 된다고 지네스트는 주장한다. 이것은 화장실이나 식당에 갈 때의 보행, 세수나 샤워를 할 때 가능한 서서 하는 시간을 늘리도록 함으로써 실현될 수 있다.

앉아 있는 것보다 누워 있는 것이 공간을 입체적으로 인지하기 쉬워 '자기가 여기에 있다'는 자각을 보다 강력하게 가질 수 있게 된다는 것이다.

일어날 수만 있다면 공간을 세로 방향으로도 더 넓혀 보다

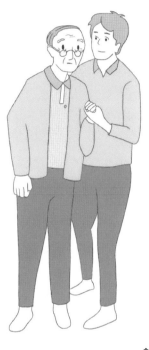

많은 정보를 얻을 수 있어 자기 존재를 더욱 의식할 수 있게 되는 것이다.

또 '선다'는 것으로 신체 관절이나 연골에 영양을 보내어 순환기계와 호흡기계의 기능을 활발히 하고 골다공증의 개선과 근육 등을 발달시킴으로써 욕창 등의 예방에도 좋은 영향을 미친다.

'본다, 이야기한다, 접촉한다, 선다' 이 4개의 기둥동작은 새로운 것이 아니고 또 케어하는 사람도 '당연한 일'이라든가 '자기는 언제나 그렇게 하고 있다'고 생각하고 있을지 모르지만, 케어하는 영상을 분석해 보면 '환자의 일을 소중하게 생각하고 있다는 것을 전하기 위해서'라는 4개 기둥동작은 거의 사용되고 있지 않다는 것이다.

휴머니튜드 훈련에서는 케어 영상을 분석하여 커뮤니케이

션을 정량화하고 있다. 현재는 인공지능에 의한 케어기술평가도 할 수 있도록 되어 있어 일본과학기술진흥기구(JST)의 전략적창조연구추진사업(CREST)에서는 '다정한 개호(돌봄)' '인터랙션의 계산적 뇌과학적 해명'이라는 논제 아래 교토대학, 규슈대학, 시즈오카대학의 정보학·심리학 전문가와 함께 연구가 진행되고 있다.

4) 휴머니튜드의 다섯 계단

휴머니튜드는 인지증 환자와 그를 돌봐주고 있는 사람 간의 유대를 케어의 중심에 두고 있다.

실제 케어를 할 때 갑자기 시작하는 것이 아니고 일련의 이야기와 같이 수순, 즉 차례를 '다섯 계단'으로 나누어 설정한 후 실시하고 있다. 이 수순은 다음과 같다.

(1) 만남의 준비

'만남의 준비'란 자기가 왔다는 것을 알리는 것으로 상대방

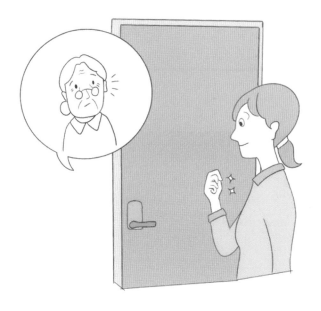

의 영역에 들어와도 좋다는 허가를 얻는 것이다.

그 방법으로서는 먼저 방안에 있는 사람에게 들리도록 문을 세 번 노크한다. 그런 다음 3초 정도 기다렸다가 다시 세 번 노크를 하고 또 3초를 기다린다. 그래도 반응이 없으면 한 번 더 노크를 한 다음 방안으로 들어간다. 3초 기다리는 시간을 둔다는 것은 환자의 뇌가 활성화하는 수준을 조금씩 높여 주는 효과를 기대하는 것이다.

(2) 케어의 준비

케어의 준비는 '당신을 만나기 위해 왔다'는 메시지를 전달하고 케어의 동의를 얻는 것이다.

이때 인지증 환자에게 가까이 다가갈 수 있는 다정한 말이나 태도가 중요하다. 정면으로 눈을 맞추고 눈이 마주쳤을 때

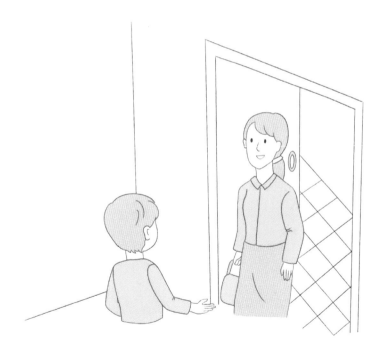

부터 3초 이내에 이야기를 시작하는 것이 요령이다.

이야기를 할 때는 긍정적인 말만 하도록 하고, 휴머니튜드의 기둥동작인 '본다, 이야기한다, 접촉한다'의 기술을 복합적으로 사용하면서 유대를 만들어 나가는 것이다.

만일 3분 안에 케어 시행의 동의를 얻지 못하였다면 일단 그 자리는 단념한다. 이 케어 준비 단계를 통과함으로써 인지증 환자의 공격적인 행동이 70% 감소되었고 케어에 협력적이었다고 알려져 있다.

(3) 지각(知覺)의 연결

지각의 연결이란 '본다, 이야기하다'와 '접촉한다' 가운데 적어도 2개 이상의 기법을 동시에 사용하면서 "당신을 소중하게 생각하고 있다"는 메시지를 계속적으로 보내는 단계다. 말은 다정하게 하면서 손을 세게 쥐는 행위를 하면 보내는 메시지에 모순이 발생한다.

여기에서는 말과 행동에 일관성을 갖고 접촉하는 것이 중요하다. 환자의 오감에 전달되는 모든 것이 같은 뜻을 가진 긍정

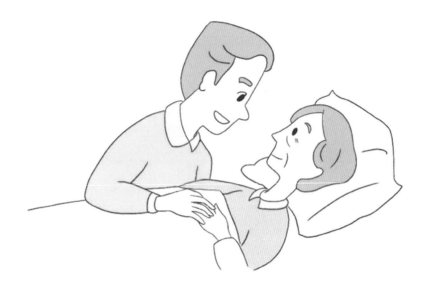

적인 것이 중요하다.

　예를 들어 웃는 얼굴로 "등을 닦아 드릴게요!" "지금 기분이 어떠세요?"라는 말을 했는데 아무 대답이 없다 해도, 환자는 근육의 긴장이 풀리거나 호흡의 속도가 느려지는 등 무엇인가 메시지를 돌보는 사람 쪽으로 보내는 것이다.

(4) 감정의 고정

감정의 고정이란 케어를 받았을 때의 경험을 아주 멋진 것으로 감정 기억에 남겨 두게 하는 것이다.

케어를 마친 뒤 "기분 좋았어요?"라고 말을 걸거나 "케어에 협조해 주셔서 고맙습니다"라고 정중히 인사를 함으로써 인지증 환자는 "기분 좋은 시간을 보냈다"는 마음을 간직할 수가 있다.

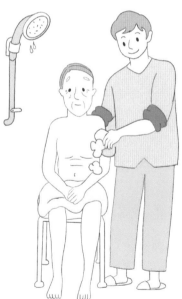

예를 들면 "수고하셨어요!"라는 말은 "케어를 받느라 힘드셨지요!"라는 부정적인 뜻이 포함될지도 모르기 때문에 여기서는 부적절한 표현이라고 볼 수 있다.

인지증 환자는 지난번 케어가 어떤 내용이었는지 잊어버

리는 경우는 있으나 "이 사람은 귀찮은 소리만 하는 사람이다, 아니다" 하는 감정 기억만은 남아 있는 것이다.

기분 좋게 끝냈다는 것을 서로 확인하면서 다음 단계의 케어를 이어가는 것이 중요하다.

(5) 재회의 약속

인지증 환자는 "또 만나요!"라고 말하여도 그 말을 기억하지 못할 것이지만 "자기에게 정답게 해 준 사람이 또다시 만나러 와 준다"는 기대감이나 기쁨은 감정 기억으로 남게 되는 것이다. 침대 옆에 메모장이나 메모판 등을 준비해 두는 것도 좋은 방법이다.

메모판에 "이따 저녁 7시에 또 올게요" 등 전하는 말을 써 놓으면 그것을 자주 봄으로써 "정답게 대해 주는 사람이 또 온다"는 기대감을 반복하여 느낄 수 있게 되는 것이다.

재회의 약속을 말로써가 아니라 감정으로 나타나게 하여 다음번에 만날 때는 웃음 띤 얼굴로 맞아주게 된다. 그래서 케어를 순조롭게 시작할 수 있도록 하는 것이다.

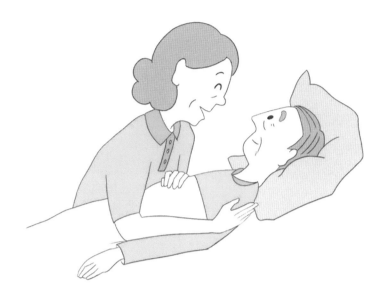

5) 휴머니튜드의 효과

프랑스에서는 휴머니튜드 케어의 효과가 높아 인지증 환자의 향정신약 복용이 줄어들었다고 하며, 케어 매니저들의 이직률도 많이 낮아졌다고 한다.

인지증이 진행되면 말이나 태도가 공격적으로 난폭해지는 경우가 많다. 그러나 휴머니튜드 케어를 받음으로써 그러한 증상이 안정되어 이전과 같은 모습으로 돌아간 경우도 많이 보고

제2장 인지증 환자 대처법　　**121**

되고 있다.

이제까지 폭언을 일삼든 사람이 휴머니튜드 케어에 의해 태도가 변하고 케어하는 사람에게 V사인을 할 수 있게 된 경우도 있다고 한다. 케어를 받는 사람이나 케어를 하는 사람 어느 쪽이든 간에 순탄하게 생활하도록 하는 것이 휴머니튜드의 큰 장점이다.

휴머니튜드를 도입함으로써 인지증 환자가 온순해져 결과적으로 케어 시간이 단축되고 돌봐주는 사람의 스트레스가 대폭 줄었다고 한다. 이들 가운데 처음에는 대단한 의욕을 가지고 시작했지만 인지증 환자를 돌보면서 여러 문제점에 부딪혀 번아웃(Burnout) 증후군을 일으키는 사람도 많았다고 한다. 그러나 휴머니튜드는 케어하는 사람의 부담도 크게 줄여 이러한 증상을 피할 수도 있을 것으로 본다.

6) 실전에서 고려해야 할 사항

휴머니튜드를 실행하면서 인지증 환자의 건강에 안 좋은 영향을 미치지 않게 하는 것이 절대적 조건이다.

환자 각자의 건강상태나 능력에 맞게 케어를 선택한 후 실시하는 것이 중요하다. 케어를 받는 사람에게 불안을 주어 증상을 악화시키는 것 같은 강제적 케어나 신체적 구속 등은 절대 해서는 안 된다.

휴머니튜드의 본질은 인지증 환자에 대하여 마음씀에 있는 것이다. 형식적으로 흉내를 내는 것이 아니고 각 기법의 의미를 완전히 이해한 다음 실천한다는 의식을 강하게 갖는 것이 핵심 사항이다.

인지증 의료의 제1인자
일본인 의사 하세가와 가쓰오 씨의 증언

하세가와 가쓰오 씨의 의사로서의 발자취는 일본 인지증 의료 역사 그 자체다. 그는 1929년 일본 아이치현에서 태어나 태평양전쟁이 끝나면서 곧바로 정신과 의사가 된 후 40대에 인지증 전문의가 되었다. 당시에는 인지증을 치매라 부르며 차별이나 편견의 대상으로 여기던 시대였다.

구체적인 인지증 진단 기준조차도 없던 시대에 기억력 등을 시험하는 '하세가와식 간이지능평가스케일'을 개발하여 일본 최초로 인지증 조기 진단을 가능케 한 사람이다.

그는 또다시 인지증 환자의 존엄을 지키기 위하여 병명을 치매에서 인지증으로 바꿀 것을 주장하였고, 그가 86세 되던 해까지 인지증 환자 진료를 계속하던 중 자기도 인지증 환자가 된 사람으로 일본 사회에 큰 충격을 불러일으킨 의사다.

그는 지금도 가족에 의지하면서 인지증 환자인 자기 모습과 인지증이란 무엇인가를 알리고자 강연 활동을 계속하고 있지만, 거기에는 환자로서의 불안과 가족과의 갈등도 있는 듯하다.

다음은 하세가와 씨와 이노구마 리츠고(猪熊律子)가 쓴 《나는 가까스로 인지증이라는 것을 알았다》라는 책에서 "인지증 환자가 되고 나서 알게 되었다"는 부분을 간추려 소개한다.

인지증으로 갑자기 사람이 바뀌는 것은 아니다

나(하세가와)는 인지증에 대한 임상과 연구를 반세기에 걸쳐 해 왔다. 그러나 내가 인지증에 걸리면서 몰랐던 것을 처음 알게 된 것이 몇 가지 있는데, 그것을 여기에 알리고자 한다.

우선 무엇보다 먼저 말하고 싶은 것은, 인간의 삶은 '연속되어 있다'는 것이다. 사람은 태어나면서 죽을 때까지 연속하여 살고 있는 것으로, 인지증에 걸렸다 하여 갑자기 사람이 바뀌는 것은 아니다. 어제까지 살아온 내가 오늘도 연속하여 그냥 거기에 있는 것이다.

인지증은 한번 걸리면 변하지 않고 고정되어 있는 것이 아니고 보통 때와 연속되어 있는 것이다. 나의 경우 아침에 일어났을 때 가장 기분이 좋고 그것이 대체로 오후 1시경까지 계속

되는데, 그 이후에는 내가 어디에 있는지 무엇을 하고 있는지 알지 못하게 된다. 그리고 차차 피로가 쌓여 과부하가 걸리는데, 그때 엉뚱한 일이 벌어지기도 한다.

저녁 무렵부터 밤중까지는 지쳐 있어도 밥을 먹거나 욕탕에 들어가고 잠을 자는 등 정해진 일이 많으므로 어떻게 해서라도 견뎌낸다. 그리고 잠을 자고 다음날 아침이 되면 또 먼저와 같이 머리가 산뜻해진다.

이러한 일은 내가 인지증에 걸리고 나서 처음으로 몸소 체감한 것이다.

좋아졌다 나빠졌다 하는 '그러데이션'

인지증이란 고정된 질병이 아니다. 변동하는 질병으로 기분이 좋을 때도 있고 나쁠 때도 있다. 기분이 좋을 때는 여러 가지 이야기도 하고 상담 같은 일도 할 수 있다.

물론 사람에 따라 인지증의 유형과 증상이 나타나는 방법이 여러 가지이므로 모두 나와 같다고 할 수는 없다.

그러나 인지증은 한번 걸리면 변하지 않는다고 생각해 왔던

내가 이처럼 좋아졌다 나빠졌다 하는 그러데이션이 있다는 것을 체험했는데, 그건 인지증 환자가 되기 전에는 전혀 생각조차 해 보지 못한 것이었다.

그래서 여러 가지 인지증이 있지만 나와 같은 경우도 있다는 것을 알리고 인지증에 걸리면 '이제 끝났다'는 생각을 하지 말고, 주위에서도 "아무것도 모르는 사람이 되었다"는 단편적인 생각을 하지 않았으면 한다.

앉혀놓고 아무것도 모르는 허수아비로 취급하지 마라

최근 인지증에 대한 이해는 상당히 진전되었지만 그래도 인지증이라고 진단받은 사람을 '다른 세상 사람'으로 취급하는 경우가 많다. 다른 세상 사람으로 취급당하는 사람은 정면으로 대화가 안 되는 사람이라거나 뭐라고 말을 해도 알아듣지 못하는 사람이라는 뜻이다.

그러나 인지증 환자 앞에서 아무렇지도 않게 하는 이러한 말은 그 사람의 인격에 깊은 상처를 주게 된다. 뿐만 아니라 나쁜 욕을 듣거나 바보 취급을 당하였을 때의 좋지 않은 생각이나 감정은 오래오래 남게 되므로 이야기할 때는 조심하도록 하여야 한다.

인지증 환자가 아무 말을 하지 않을 때는 반드시 알지 못해서가 아니다. 환자가 아닌 일반사람이라 하여도 존재를 무시당하거나 경솔하게 취급당하였을 때의 비애와 안타까움은, 누구나 어른이 되는 과정에서 또는 어른이 되어서도 직장 혹은 가정에서 많든 적든 체험하였을 것이다. 그러한 가혹한 체험에서 느낀 고통이나 비애는 인지증 환자든 아니든 마찬가지인 것이다.

무엇인가를 결정할 때 인지증 환자라 하여도 빼놓지 말고 모든 일을 결정하는 데 참여시키기를 바라며 허수아비 취급을 하지 말았으면 한다.

또바기 기다려 침착하게 마주 대하라(시간을 줘라)

여러분이 인지증 환자를 대할 때 반드시 마음에 담아 두어야 할 일이 있다.

우선 상대방이 말하는 것을 잘 듣도록 하는 것이다.

"이렇게 하시지요!" "이렇게 하면 어떨까요!" 하면서 자기 이야기만 해버리는 사람이 있다.

그렇게 하면 인지증 환자는 당황해서 혼란을 일으키고 자기가 생각했던 것을 말하지 못하게 된다.

"이렇게 하시지요"라고 하면 다른 것을 하고 싶은 것이 있어도 그 이상은 아무것도 생각이 안 나 끊겨 버린다. 그렇게 해서는 안 된다. 그럴 때는 "오늘은 무엇을 하고 싶은가요?"라는 식으로 물어보는 것이 좋다. 그다음 될 수 있으면 "오늘은 무엇을 하고 싶지 않은가 봐요?"라는 말로 물어보는 것도 괜찮다.

그다음 그 사람이 이야기할 때까지 기다렸다가 무슨 말을 하는지 주의 깊게 귀를 기울이는 것이 바람직하다.

"시간이 걸리므로 무리한 일이다"라고 생각할지 모르지만 '듣는다'는 것은 '기다린다'는 것이고, '기다린다'는 것은 그 환자에게 자기의 '시간을 준다'는 것이다.

인지증이란 역시 본인도 상당히 불편하고 답답하여도 고치겠다는 생각으로 참지 않으면 안 된다는 면도 있으므로 또바기 기다려 침착하게 대해 주면 안심할 수 있게 된다.

인지증 환자도 '한 사람의 인간'이다

말을 붙일 때는 멀지도 가깝지도 않게 환자와 1미터 정도 거리를 둔 곳에서 말을 하는 것이 적절하다. 말할 때는 눈높이도 중요하다. 위에서 내려다보는 것이나 아래서 올려다보는 것이 아니라 같은 눈높이에서 서로 마주보도록 한다.

인지증에 걸리면 '아무것도 알지 못하는 사람'으로 생각하는 사람도 있지만 마음은 살아 있는 것이다. 싫어하는 일을 시키면 마음에 상처를 받고 칭찬해 주면 역시 기뻐한다.

무엇보다도 유념하여야 할 일은 인지증 환자도 자기 자신과 똑같은 '한 사람의 인간'이라는 것으로, 이 세상에 단 한 사람밖에 없는 유일무이한 소중한 존재라는 것이다.

생활 환경을 단순화하는 것도 중요하다. 될 수 있는 한 복잡하지 않은 단순한 환경이 좋다.

화장실이 어디에 있는지, 침실 위치라든가 중요한 것일수록 생각하기도 쉽고 보기도 쉬워 쉽게 찾아갈 수 있도록 하는 것이 중요하다.

또 인지증 환자에게 동시에 많은 일을 맡기는 일은 힘들어

한다. 한 번에 여러 가지를 말하면 혼란을 일으켜 피로도가 깊어진다. 똑같은 일을 전할 때도 가능한 한 간단하고 알기 쉽게 하나씩 알려 주는 것이 좋다. 이것은 전하는 사람의 마음에 따라 크게 달라질 수 있는 점이다.

또 중요한 것 하나가 '역할을 뺏지 않는다'는 것이다

인지증 환자를 단순히 '부축만 받는 사람'으로 여기고 모든 걸 도와주려 하는데 그의 역할을 빼앗지 않도록 하는 것도 유념하여야 한다.

역할이란 어려운 일만이 아니고 무엇이든 다 좋다. 인지증 환자들이 함께 지내는 요양원에서 만일 요리를 할 때 감자를 잘 깎는 사람이 있으면 그에게 부탁하여 그 역할을 의뢰하는 것이다. 그 사람이 잘하거나 좋아하는 분야라면 부탁하기도 쉽고 잘 받아들일 것이다.

그리고 또다시 반복되는 말이지만 인지증 환자에게는 칭찬하는 것을 잊지 않도록 하여야 한다.

인지증 환자가 집에서도 증상이 진행되는 것을 지연시켜 가능한 능력을 유지하게 하는 재활요법이 있다. 이 재활요법을 병원이나 데이케어 시설에서만 하는 어려운 일로 생각하는데, 그렇지 않다. 다음은 인지증 환자가 집에서 재활요법을 할 때 주의할 사항들이다.

1) 인지증 재활요법에 필요한 기본적인 사고방식

먼저 구체적인 방법을 이야기하기 전에 재활요법에 대한 기본적인 사고방식부터 갖고 있어야 한다.

인지증 재활요법은 증상이 개선되는 것이 아니라 재활요법

이 자극이 되어 인지능력이 개선되는 경우도 있지만 어디까지
나 증상의 진행 속도를 지연시키는 것이다.

또 인지증 재활요법은 인지능력의 유지뿐만 아니라 취미를
만들어 주는 효과도 있다. 인지증 환자는 활동 의욕이 떨어져
무기력 상태가 되면 밖에도 안 나가고 누굴 만나지도 않으려
한다. 그러나 재활요법을 하면 생활의 즐거움과 연계되어 의욕
향상에 도움이 되며, 얼굴에 웃음을 띠고 활기차게 생활하는
것도 인지증 재활요법의 중요한 목적이다.

2) 인지증 재활요법의 구체적인 방법

그럼 집에서 할 수 있는 인지증 재활요법의 구체적인 방법
을 알아보자. 모든 것을 매일 할 필요는 없지만 환자에게 맞는
방식이나 빈도를 선택하여 실시하는 것이 좋다.

(1) 옛날 일을 생각나게 하는 '회상법'

환자가 집에서 가장 손쉽게 할 수 있는 재활요법 중 하나가

'회상법'이다. 실행 방법은 옛날 일들을 생각나게 하는 사진이나 물건들을 보여 주면서 그때 이야기를 한다. 예를 들어 "O살 때는 뭘 했어?" "신혼 때 생각나는 거 있어?" 등 옛날 일들이 생각나도록 질문을 하는 것이다.

인지증 환자는 최근의 것은 기억하지 못해도 옛날 것들의 기억은 확실히 생각나는 경우가 많다. 옛 추억을 생각나게 하는 것은 정신을 안정시키는 것 외에 인지증의 예방이나 개선에도 효과가 있다. 혹시 틀리게 말해도 정정하려고 해서는 안 된다는 것이 주의사항이다.

(2) 일상생활의 동작이나 취미활동을 하는 '작업요법'

손을 사용하거나 집안일을 하면서 또는 취미생활을 통해 할 수 있는 재활요법을 '작업요법'이라고 한다.

병원이나 요양시설에는 전문 자격을 가진 사람들이 있지만 이 재활요법은 집에서도 할 수 있다.

간단한 집안일 중 빨래를 갠다든가 청소를 한다든가 식탁을 치우고 닦게 하는 일 등을 함께 하고, 취미생활 중 뜨개질이나 그림그리기, 종이접기, 바둑이나 장기 같은 게임을 하게 함으로써 본인의 능력이나 취미에 맞춰 작업을 시도해 보는 것이다.

작업요법으로 손가락이나 몸을 움직인다는 것은 뇌에 자극이 되어 인지증의 억제나 발병 예방에도 효과가 있다. 충분히 몸을 움직이게 하는 밭일이나 정원 가꾸기에도 적극적으로 도전해 보게 하는 것도 좋다.

(3) 좋아하는 음악을 듣거나 노래를 부르는 '음악요법'

음악요법은 노래를 부르거나 악기를 연주하거나 음악을 들으면서 인지증 증상 완화를 목표로 하는 것이다. 병원이나 시설 같은 데서도 여러 사람이 모여 합창을 하거나 음악 감상을 하는 장면을 자주 보게 된다.

집에서 음악요법을 한다면 본인이 좋아하는 곡을 들려주거나 함께 노래를 부르는 것도 좋은 방법이다. 추억의 곡을 들려주거나 노래하는 것은 앞에서 말한 '회상법'에서도 할 수 있는 요법이다.

음악을 즐기는 것은 기분을 안정시키고 가사를 생각나게 하여 스스로 노래를 부르게 함으로써 뇌에 자극을 주어 인지증 증상의 완화를 기대할 수 있으며, 발성이나 입에서 삼켜 넘기는 연하(嚥下) 기능 개선에도 도움이 된다고 한다.

(4) 체력 저하와 불면증을 예방하는 맨손체조나 스트레칭

점점 나이를 먹어 가면 운동 부족 현상이 따르기 마련이다. 특히 인지증 환자는 집에만 있기 때문에 운동량이 매우 적어지게 된다. 낮에는 낮잠으로 지내고 밤에는 잠을 못 이루는 불면증이나 밤낮이 거꾸로 역전되는 원인이 되기도 하는 것이다. 그래서 배회나 야간 섬망(의식장애가 일어나 머리가 혼란한 상태가 되는 것)이 나타나는 경우도 있다.

이때 효과적인 예방책으로 맨손체조나 스트레칭 같은 간단한 운동을 계속하는 것이 좋다. 낮에 몸을 충분히 움직이면 체력 저하를 방지하기도 하지만 밤에 잘 잘 수 있으므로 적극적인 권장사항이다.

3) 집에서 인지증 재활요법을 할 때 주의할 점

다음은 집에서 인지증 재활요법을 할 때 주의해야 할 점이다.

(1) 무리하게 하지 말 것

먼저 조심하여야 할 것은 절대로 무리하게 재활요법을 하지 말라는 것이다. 환자의 컨디션이 안 좋다든가 본인이 싫어할 때 억지로 하게 하면 잘 되지 않을 뿐만 아니라 재활요법이 싫은 것으로 기억되기 쉽다.

혹시 싫어하는 것처럼 보이면 본인이 좋아하는 다른 방법으로 바꾸거나 기분이 돌아올 때까지 기다려 보는 수밖에 없다. 또 도중에 컨디션이 안 좋아지면 곧바로 중단한 후, 계속 신경이 쓰인다면 병원에 가 보는 것이 좋다.

(2) 자존심에 상처를 주지 말 것

또 하나 중요한 것은 본인의 자존심에 상처를 주지 말라는 것이다. 인지증에 걸려 마음대로 안 되는 일이 늘어나면서 돌보는 사람이 무심코 어린아이 취급을 하는 경우가 많다. 어디까지나 본인의 의사를 존중하여 하고 싶은 것을 즐겁게 할 수 있는 환경을 만들어 주고 의사소통을 하는 것이 좋다.

(3) 몸과 머리 그리고 마음을 의식할 것

재활요법을 할 때는 몸과 머리 그리고 마음 세 곳에 자극을 주는 것이 이상적이다. 몸을 움직여 체력의 저하를 예방하고, 머리에 자극을 주어 뇌의 혈류 개선을 도모하며, 가족과의 의사소통이나 좋아하는 것을 함으로써 마음에 충족감을 갖게 하는 것이다. 이처럼 각각 균형 있게 활동한다면 보다 큰 효과를 기대할 수 있고 환자의 만족도도 상승시킬 수 있다.

4) 환자를 돌보며 피로를 느끼지 않는 방법

가족이 집에서 인지증 환자를 돌보는 경우 가족에게도 심신의 부담이 크고 피로도 많이 쌓이게 될 것이다. 이에 대한 대책을 소개한다.

첫째로 중요한 일은 자기 혼자서 하려 하지 말라는 것이다. 집에서 환자를 돌보는 사람은 케어 전문가가 아니기 때문에 혼자 할 수 없다는 것은 당연한 일이다. 시작할 때부터 가족 이외의 사람이나 친척과 상담하는 것이 좋다.

또 전문기관에 가서 상담하는 것도 중요하다. 보건센터, 치매센터, 고령자 상담센터, 재택케어센터 등 여러 기관을 통해 전문가와 상담이 가능하다. 자치단체나 각종 복지단체 등이 실시하고 있는 돌봄교실에 참가하거나 돌봄 자료 등을 통해 전문가의 이야기도 듣고 배우는 방법도 있다.

돌봄에는 휴식이라는 것이 없으나, 돌보는 사람도 잠시 쉬지 않을 수 없는 것이다. 이때 잠시 쉴 수 있는 돌봄 서비스 시설에 의뢰할 수도 있다.

집에서 가족들이 돌보는 경우 홈 케어 방문 돌봄 서비스를 이용하면 가족들이 일시적인 휴식을 취할 수도 있다. 서비스 내용은 배설이나 목욕 등으로 신체적 돌봄과 요리, 세탁 등 생활 원조를 받을 수도 있다.

또 생활권 안에 있는 케어센터 등에 일시 돌봄을 의뢰할 수도 있고, 또 필요한 때는 숙박도 가능한 '소규모 다기능형 재택 돌봄'이라는 것도 있다.

'인지증 대응형 송영(送迎) 돌봄'은 65세 이상의 고령자가 데이케어센터를 이용하는 것을 말한다.

일본에서는 또 다른 것으로 '인지증 대응형 공동생활 돌봄'이라는 것이 있어 '그룹 홈'이라고 하여 인지증 환자들이 공동으로 생활할 수 있는 곳도 있다고 한다.

인지증 케어를 필요로 하는 사람을 위하여는 각 지역에 여러 시설들이 마련되어 있지만 인지증의 증상이나 본인의 의사 등 상황에 따라 효과적인 이용을 검토하는 것이 바람직하다.

나의 가족 알츠하이머형 인지증 체험기

나의 아내가 어느 날 갑자기 자기가 관리하던 은행 통장과 인감도장을 내놓으면서 이제부터 나에게 관리하라고 했다. 그 동안 살림을 꾸려 가면서 나에게 그 흔한 휴대폰 사용도 허용하지 않던 사람이 통장과 인감도장을 모두 내놓을 때 나는 무척 당황스러웠다.

휴대폰을 사용하지 못하게 한 이유는 "당신은 말이 많아 술 한 잔 들어가면 무한 사용으로 가계에 영향이 많다"는 것이었다. 학교 동창회에서는 연락을 할 수 없다며 동창회비에서 휴대폰을 사 주자는 이야기가 나올 정도였다.

그런 사람이 통장과 도장을 내놓은 이유가 있었다.

어느 날 전철을 타려고 하는데 노인용 전철 승차 카드가 작동이 안 되어 화가 나서 카드 발행 은행을 찾아가 단단히 항의를 했더니, 담당자 말이 이 카드는 분실 신고가 되어 재신청하였으므로 기존 카드는 폐기되어 작동이 안 된다는 것이었다. 분실 신고 후 새로 발행된 카드는 생각지도 않고, 잃어버린 줄 알고 있던 카드가 눈에 띄어 그 카드를 다시 사용하려 하였으나 작동이 되지 않았던 것이다.

또 아내는 독실한 가톨릭 신자로 혜화동성당에 다니면서 단골 서점에 들를 때마다 커피 등 여러 신세를 지고 있다는 이야기를 들은 적이 있는데, 어느 날 서점 주인이 나에게 "자매님이 책값을 주지 않는다" 하여 나는 아무 생각 없이 절대 외상으로 거래하지 말라고 한마디 하고 말았다.

지금 와서 생각해 보니 그 과정이 이미 20여 년 전부터 시작되어 증세가 서서히 진행되고 있었으나 인지증이라는 것을 전혀 눈치 채지 못하였던 것이다. 인지증에 대한 기초지식만 있었어도 "아, 이것이 바로 그것이구나" 하고 나름대로 대처를 하였을 텐데, 무식하면 어쩔 수 없다.

그 후 아들딸들이 보건소와 국민건강보험공단 등에 알아보아 장기요양 4급 등급을 받고 치료약 등을 복용하면서 지금은 혜화동성당 데이케어센터에서 장기요양서비스를 받고 있다.

인지증은 조기에 발견하여 치료약을 복용하면 완치시킬 수는 없으나 증상 진행을 지연시킬 수 있는 것으로, 가족들이 세심하게 관찰하는 것이 중요하다. 이를 위해 우선 현관문 출입 시 가족들이 대신하지 않고 당사자가 번호키를 직접 누르게 한 후 기억상실을 관찰하거나, 실내에 어항을 두고 물고기 밥 주는 역할을 하게 하는 등 간단한 역할을 주어 기억력 감퇴 진행을 가족들이 쉽게 알 수 있도록 하는 것이다.

환자의 생활 환경에 따라 질환 증상은 조기 발견 후 인지증에 대한 정체를 이해하고 적절히 대처하면 함께 살아 있는 동안 험한 지경까지는 이르지 않도록 지연시킬 수 있으므로 당사자는 물론 가족들의 노력이 필요하다.

또한 인지증에 걸리면 기억력의 상실로 텔레비전도 흥미가 없고 가족의 대화에도 끼지 못하게 되므로 데이케어시설 등에 하루 빨리 입소하여 도움을 받는 것이 좋다.

당초에는 국민건강보험료를 내면서 장기요양보험료 등의 혜택은 생각지 않고 단지 원천세 징수로만 생각하였던 것이 데이케어시설 서비스를 받으면서 장기요양보험의 실효성을 실감하게 되었다.

이제 환자의 보호는 가족만의 일이 아니라 우리가 함께 안고 가야 할 일이 아닌가 하는 생각이 든다. 아무쪼록 환자와 제일 가까이 있는 가족들이 상황을 빨리 파악하여 지체 없이 이에 대처할 것을 권한다.

4. 우리나라 치매 환자 현황과 돌봄 시설의 유형

우리나라는 인지증을 아직 '치매'라는 용어로 의료기관이나 행정기관 모두에서 사용하고 있으므로 여기서는 치매라는 용어를 사용하도록 하겠다.

1) 우리나라 치매 환자수 통계

다음 도표는 우리나라 65세 이상 노인을 기준으로 하여 증가하고 있는 치매 환자 숫자인데, 65세 이상 인구 10명 중 1명이 치매로 진료를 받은 것으로 나타났다. 그리고 최근 10년간 우리나라 치매 환자는 4배, 치매 전 단계인 경도인지장애 환자는 10배 증가했다. 더 심각한 문제는 60세 미만에서도 치매 환자가 꾸준히 늘고 있다는 것이다. 2019년 치매 환자 가운데 40세 미만은 1,151명(점유율 0.1%), 40~59세는 3만5,608명(4.4%)이었으며 10년간 연 평균 각각 4%, 15%나 늘어날 것으로 나타났다.

따라서 2020년부터 2024년까지 80만 명에서 90만 명 사이로 추계되던 것이 2039년에는 치매 환자수가 기하급수적으로 상승할 것으로 보인다.

이런 현상은 100세 시대 초고령화 사회로 진입하면서 의료기술이 발달하고 신약이 개발됨에 따라 노령인구의 증가는 당연한 결과로 나타나는 것이다.

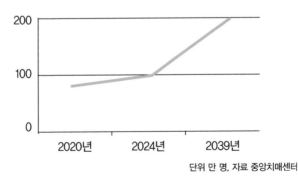

국내 치매 환자 곧 100만 명(65세 이상 노인 기준)

단위 만 명, 자료 중앙치매센터

2) 우리나라 요양기관과 요양병원 지역별 집계표

요양원		요양병원	
지역별	건수	지역별	건수
강원	820건	강원	21건
경기	5558건	경기	233건
경남	1481건	경남	100건
경북	1562건	경북	97건
광주	798건	광주	50건
대구	1265건	대구	53건
대전	770건	대전	46건
부산	1346건	부산	148건
서울	3262건	서울	97건
세종	66건	세종	3건
울산	308건	울산	34건
인천	1472건	인천	51건
전남	1162건	전남	64건
전북	1209건	전북	73건
제주	196건	제주	8건
충남	1185건	충남	56건
충북	881건	충북	33건
	23,341건		1,167건

(한국콘텐츠미디어 주소록 CD 자료)

3) 요양원과 요양병원의 차이는 무엇인가?

요양병원은 입원 대상에 제한이 없고, 요양원은 특정조건을 충족하여야만 입원이 가능하다.

요양원에서는 만 65세 이상으로 노인 장기요양등급 2급 이상의 판정을 받았거나 65세 미만의 사람 가운데 노인 장기요양 보험법에서 정한 노인성 질병을 앓고 있는 환자만 입원이 가능하다. 예외적으로 3등급에서 5등급 환자 가운데 요양등급판정위원회로부터 시설급여(요양원)를 인정받은 경우라면 요양원 입원이 가능하다. 요양병원과 다르게 거주와 돌봄을 주목적으로 하는 곳이기 때문에 몸이 불편한 노인들을 중점으로 더 높은 수준의 돌봄 서비스를 기대할 수 있다는 장점이 있다.

입원비의 경우 요양원과 요양병원 다같이 80%를 정부가 지원하지만 간병비 비용에서 차이가 있다.

요양원은 간병비를 정부로부터 100% 지원받을 수 있지만 요양병원은 간병비를 본인이 100% 부담해야 한다.

요양원은 개인 간병이 아닌 요양보호사가 상주하며 환자를 돌보기 때문에 간병비 부담이 없다는 것이 가장 큰 특징이다.

비 용 청 구 서

				☐ 퇴소
				☑ 중간
장기요양 기관기호	▨▨▨	장기요양기관명	▨▨▨ 데이케어센터	
주소	☐☐☐-☐☐☐ 서울시 ▨▨▨	사업자등록번호	▨▨▨	
성명	장기요양 인정번호	급여제공기간	영수증 번호	
▨	끝1386	2020.10.01~2020.10.31		

	항목		금액	금액산정내역		
급여	본인부담금①		196,830	총액(급여+비급여) ⑨(③+⑧)		1,465,220
	공단부담금②		1,115,390			
	급여 계③(①+②)		1,312,220	본인부담총액 ⑩(①+⑧)		349,830
비급여	식사재료비④		153,000	이미 납부한 금액⑪		
	상급침실 이용에 따른 추가비용⑤			수납금액 ⑫ (⑩-⑪)	카드	
	이·미용비⑥				현금영수증	
	기타⑦				현금	
					합계	349,830
				현금영수증		
				신분확인번호		
				현금승인번호		
				※ 비고		
	비급여 계 ⑧(④+⑤+⑥+⑦)		153,000			

신용카드를 사 용하실 때	회원 번호		승인번호	할부		사용 금액
	카드 종류		유효기간	가맹점번호		
			2020. 10. 31			
장기요양기관명: ▨▨▨						

4) 요양시설의 선택 요령

요양시설은 가족에게 잘 맞고 믿을 수 있는 곳을 선택하는 것이 중요하다. 운영주가 영리를 목적으로 하지 않고 사명감을 가지고 운영하지 않으면 안 되는 시설사업인데, 영리사업으로 생각할 때는 경비를 절약하느라 여러 가지 불미스러운 일이 생길 수 있으므로 올바른 서비스를 제공하는 요양시설을 선택하는 것이 바람직하다.

65세 이상의 노인성 질병 환자 중 단순 질병 치료 목적이 아니고 복지와 돌봄을 원한다면 요양병원보다는 요양원을 권하고 싶다.

요양원 선택 시 고려할 점

- 신경과, 재활의학과, 내과전문의 등과 협약이 되어 있는가
- 위생적이고 쾌적한 환경이 마련되어 있는가
- 주간 및 야간 요양보호사 1인당 돌보는 환자의 수는 몇 명인가
- 물리치료 및 재활치료 서비스가 가능한가
- 노인 전문 상담사를 보유하고 있는가

5) 장기요양인정 및 이용절차

01

장기요양인정신청 및
방문조사
국민건강보험공단

02

장기요양인정 및
장기요양등급판정
등급판정위원회

04

장기요양급여이용계약 및
장기요양 급여 제공
장기요양기관

03

장기요양인정서 표준장기요양
이용 계획서 송부
국민건강보험공단

(1) 장기요양인정 신청

장기요양인정 신청자격	자격	장기요양보험가입자 및 그 피부양자, 의료급여수급권자
	대상	만 65세 이상 또는 만 65세 미만으로 노인성 질병을 가진 자 (노인성 질병 : 치매, 뇌혈관성 질환, 파킨슨병 등 대통령령으로 정하는 질병)

장기요양인정 신청자격	대상	(장애인 활동지원 급여를 이용 중이거나 이용을 희망하는 경우 장애인 활동지원 급여를 이용하기 전 장기요양보험 결과를 받게 되면 활동지원 급여 신청이 제한될 수 있으며, 장기요양 등급을 포기하더라도 활동지원 급여를 신청할 수 없음. 장애인 활동지원 문의 : 국민연금공단 1355)
장기요양인정 신청(노인장기요 양보험법 제13조)	신청장소	전국 공단지사(노인장기요양보험운영센터) (공단지사 중 강남동부지사, 강남북부지사, 서초 북부지사, 영등포북구지사, 광산출장소는 운영센터가 없어 장기요양신청서 접수 이외의 장기요양 상담 및 업무 불가능)
	신청방법	공단 방문, 우편, 팩스, 인터넷(외국인은 불가능). The건강보험 앱(외국인은 불가능), 갱신 신청의 경우 통화자의 신분 확인 절차를 거쳐 유선 신청 가능
	신청인	본인 또는 대리인(대리인 : 가족, 친족 또는 이해관계인, 사회복지전담 공무원, 치매안심센터의 장[신청인이 치매 환자인 경우에 한정], 시장 · 군수 · 구청장이 지정하는 자)
첨부서류 (방문 신청은 신분 증 제시, 우편, 팩스 신청서 신분증 사본 제출)	본인 신청	본인의 신분증 1부
	대리인 신청	가족, 친족 또는 이해관계인의 신분증 1부 공무원/치매안심센터의 장임을 증명하는 서류 1부, 신분증 1부 대리인지정서, 대리인의 신분증 1부

제출서류	**장기요양인 정신청서**	공단지사(운영센터) 또는 홈페이지(www.longtermcare.or.kr)에 접속하여 자료마당→서식자료실→게시물−[별지 제1호의2 서식]을 다운받으면 됨.
	의사소견서	장기요양인정신청서와 함께 제출하여야 하나 65세 이상인 경우 등급판정위원회에 심의자료 제출 전까지 제출할 수 있음.

(2) 의사소견서 발급 안내

의사소견서는 인정조사 후 공단이 안내한 의사소견서 발급 의뢰서에 따라 정해진 기한 내에 반드시 제출하여야 한다. 그렇지 않으면 등급 판정을 할 수 없다.(제출대상자 중 '보완서류 제출 필요자'인 경우 치매진단 관련 보완서류를 포함한 의사소견서를 발급받아 제출함.)

(3) 장기요양인정 신청조사(노인장기요양보험법 제14조, 시행규칙 제5조)

국민건강보험공단은 장기요양인정신청서를 접수한 때는 소속 직원으로 하여금 다음 사항을 조사하되, 지리적 사정 등으로 직접 조사하기 어려운 경우는 시군구에 조사를 의뢰하거나 공동으로 조사할 것을 요청할 수 있다.

- 조사자 : 공단 직원(소정의 교육을 이수한 간호사, 사회복지사 등)
- 조사방법 : 신청인 거주지 방문조사(방문조사 일정은 사전 통보해 주며, 원하는 장소와 시간은 공단 직원과 협의해 조정 가능하다.)
- 조사내용 : 기본적 일상생활활동(ADL), 수단적 일상생활활동(IADL), 인지 기능, 행동변화, 간호처치, 재활영역 각 항목에 대한 신청인의 기능 상태와 질병 및 증상, 환경상태, 서비스 욕구 등 12개 영역 90개 항목을 종합적으로 조사하고 이 중 52개 항목으로 요양인정 점수를 산정에 이용하고 있다.

(4) 장기요양인정점수 구간별 장기요양인정 등급

요양인정접수

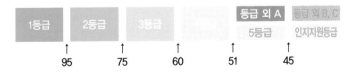

- 장기요양 1등급 : 심신의 기능상태 장애로 일상생활에서 전적으로 다른 사람의 도움이 필요한 자로서 장기요양인정 점수가 95점 이상인 자.

- 장기요양 2등급 : 심신의 기능상태 장애로 일상생활에서 상당 부분 다른 사람의 도움이 필요한 자로서 장기요양인정 점수가 75점 이상, 95점 미만인 자.

- 장기요양 3등급 : 심신의 기능상태 장애로 일상생활에서 부분적으로 다른 사람의 도움이 필요한 자로서 장기요양인정 점수가 60점 이상 75점 미만인 자.

- 장기요양 4등급 : 심신의 기능상태 장애로 일상생활에서 일정 부분 다른 사람의 도움이 필요한 자로서 장기요양인정 점수가 51점 이상 60점 미만인 자.

- 장기요양 5등급 : 치매 환자로서(노인장기요양보험법 시행령 제2조에 따른 노인성 질병으로 한정) 장기요양인정 점수가 45점 이상 51점 미만인 자.

- 인지지원등급 : 치매 환자로서(노인장기요양보험법 시행령 제2조에 따른 노인성 질병으로 한정) 장기요양인정 점수가 45점 미만인 자.

(5) 중앙치매센터와 관련기관 및 협력기관

관련기관

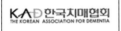

한국치매협회

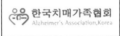

한국치매가족협회

대한치매학회

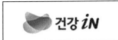

국민건강보험공단 건강in

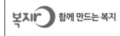

국가복지정보포털

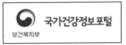

국가건강정보포털

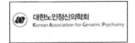

대한노인정신의학회

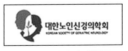

대한노인신경의학회

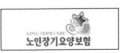

국민건강보험공단 노인장기요양보험

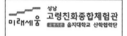

고령친화종합체험관

국민건강지식센터

서울대학교 의과대학국민건강지식센터

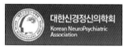

대한신경정신의학회

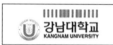

강남대학교

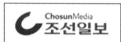

조선일보

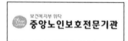

중앙노인보호전문기관

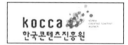

한국콘텐츠진흥원

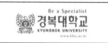

경복대학교

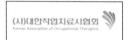

대한작업치료사협회

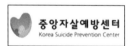

중앙자살예방센터

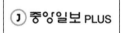

중앙일보미디어플러스

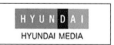

헬스메디tv

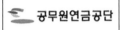

공무원연금공단–서울지부

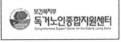

독거노인종합지원센터

경찰청

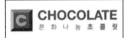

(사)문화나눔 초콜릿

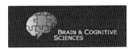

분당서울대학교병원

서울대학교 뇌인지과학과

한국보훈복지의료공단

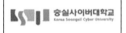

숭실사이버대학교

약학정보원

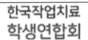

한국작업치료학생연합회

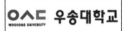

우송대학교 작업치료학과

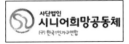

시니어희망공동체

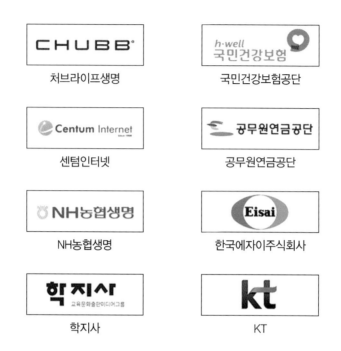

처브라이프생명

국민건강보험공단

센텀인터넷

공무원연금공단

NH농협생명

한국에자이주식회사

학지사

KT

데이케어센터는 주간(晝間)보호센터라고도 하며 장기요양기관의 하나로 혼자 생활하는 데 어려움이 있는 어르신들을 낮시간 동안 보호해 주는 역할을 하는 기관이다.

인지증이란 여러 질병이 원인이 되어 뇌신경세포의 장애를 일으키는 증상이다. 이 인지증의 대부분은 완치는 되지 않지만 적절한 돌봄과 생활환경을 정비함으로써 살아 있는 동안 증상의 진행을 지연시켜 인간답게 순조로이 오래 살 수 있게도 한다는 것이다.

이제 많게는 100세를 넘어 120세까지도 바라보는 초고령 사회로 진행되면서 누구나 닥쳐올 수 있는 인지증에 대하여 올바른 이해와 지식을 익힌 후 환자의 자존심을 지켜 주며 함께 살 수 있는 사회가 되길 바란다.

인지증 환자를 돌보는 햇수는 평균 6년 내지 7년이라고 하며, 그 가운데 10년 이상을 사는 사람도 있다. 그래서 인지증에 대한 케어는 장기전이 될 가능성이 많으므로 단단히 준비해 둘 필요가 있다.

돌보는 사람 혼자 모든 것을 떠맡으려 하지 말고 관계되는 사람들끼리 조금씩 분담하거나, 어려운 일들을 이해하고 들어줄 수 있는 친구 또는 상담사를 만들어 놓는 것도 좋다.

혼자서 고민하지 말고 지역 커뮤니티에도 참가하고 가족 또는 다른 사람의 협력을 얻어 잠시 쉬거나 휴식시간을 확보해 두는 것도 중요하다. "내가 끝까지 보살펴 주지 않으면 안 된다"는 생각에서 헤어나지 못하는 것은 좋지 않다. 집에서 돌보는 것이 어려울 경우에는 시설로 옮겨 돌보게 하는 것도 여러 방법 중의 하나가 될 수 있다.

인지증은 고령자에게 많이 생기는 병이지만 한참 일할 연령에서도 발병되는 경우가 있다. 65세 미만에 발병되는 경우는 경도인지장애, 즉 조기 치매라고 한다. 우리나라도 60세 미만의 치매 환자가 꾸준히 늘고 있다.

집안일을 모두 떠맡고 있는 한참 일할 나이에 인지증에 걸리면 경제적 부담이나 심리적 충격은 이루 말할 수 없을 것이다. 그래서 조기 발견과 조기 치료가 무엇보다 중요한 것이다.

인지증이 진행하면 최근의 일을 생각해 낸다는 것은 어렵게 된다. 그래서 방금 전 질문한 것도 잊어버려 똑같은 질문을 여러 번 반복하게 되므로 가족이나 주위를 당황하게 만들고 가족들로부터 경원시되는 경우도 있다. 그렇지만 본인으로서는 여러 번 똑같은 질문을 하였다는 자체를 알지 못하므로 왜 가족들이 초조해하고 화를 내는지를 이해하지 못한다.

그리하여 다시 옛날과 같은 일상생활은 잘 안 되기 때문에 스스로 해결할 수 없으므로 '모른다'거나 '옛날처럼 안돼!'라고 한다. 사람에 따라서는 자기가 망가지고 있는 것 같다고 느끼는 사람도 있을 것이다.

불안과 공포를 지닌 상황에서 가족에게 의지하고 싶은 생각밖에 없는데 큰 소리로 자주 주의를 받거나 꾸지람을 들으면 정신적으로 불안정하게 되고 심한 고독감을 느껴 행동이 소극적으로 되어 버릴 수도 있다. 이때 가족이나 주위 사람은 '잊어버리는 것은 병'이라고 이해하고 환자의 기분에 맞춰 주는 것이 중요하다.

그리고 "어떻게 하면 원활하고 원만하게 일을 처리하느냐"를 우선으로 하여 대처하는 것이 기본이다. 원만하게 해결함으로써 일체감이 생겨 보다 강력한 신뢰관계가 구축되도록 하여야 할 것이다.

일본에서는 2015년 '지역 포괄케어 시스템'을 구축하여 인지증 환자의 의사가 존중되는 살기 좋은 환경에서 인간답게 살아가는 사회를 목표로 '인지증 종합전략'을 추진해 왔다. 2019년에는 정부가 인지증 시책을 공표하여 '공생'과 '예방'을 골자로 한 당사자 위주의 사회를 구축하겠다고 선언했다.

인지증에 걸려도 안심하고 살 수 있는 사회는 일본뿐만 아니라 100세 시대 고령화 사회가 진행되고 있는 현시점에서 세계 각국이 안고 있는 공통 과제다. 우리나라도 하루빨리 단기적 복지시책으로 인기를 얻으려 하지 말고 장기적인 안목으로 관계기관의 긴밀한 협조 아래 최선의 정책이 나오기를 간절히 바란다.

참고자료

長谷川和夫・猪熊律子《ボクはやっと認知症のことがわかった 自らも認知症になった専門医が、日本人に伝えたい遺言》(KADOKAWA)

本田美和子《ユマニチュード入門》(医学書院) ロゼットマレスコッティ，イヴ ジネスト(2014)

浅岡雅子〈自分でできる認知行動療法 うつ・パニック症・強迫症のやさしい治し方 ココロの健福井至、貝谷久宣(監修)「図解やさしくわかる認知行動療法]

日本厚生労働省〈うつ病の認知療法・認知行動療法 治療者用マニュアル〉

《U-CANの認知症介護マニュアル》ユーキャン学び出版 認知症介護研究会編

菊地雅洋《人を語らずして介護を語るな。masaの介護福祉情報裏板》ヒューマン・ヘルスケア・システム 発行

웹사이트

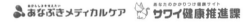

 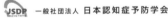

 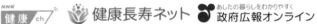

서울대학교병원 의학정보

중앙치매센터 정보자료

장기요양보험공단 홈페이지 자료

한국콘텐츠미디어 CD자료

100세 장수시대, 고령자와 그 가족들이
꼭 읽어 봐야 할 돌봄 지침서!!

인지증(치매)에 대한
이해와 환자 대처법